JN102513

「心臓弁膜症」と言われたら読む本

心エコー検査とハートチームを知っていますか？

著

柴山謙太郎
東京心臓血管・内科クリニック院長

田端 実
虎の門病院循環器センター外科特任部長
東京ベイ・浦安市川医療センター心臓血管外科部長

中外医学社

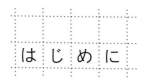

はじめに

　この本を手にしているみなさんは、「心臓弁膜症」あるいは「弁膜症」という言葉をいつから知るようになったのでしょうか？　おそらく、ご自身やご家族やお知り合いが健康診断で心雑音の指摘をされたり、それによって心臓の病気を疑われたり、また、実際に病院で診断されたりすることで「心臓弁膜症」という言葉を知り、ご興味を持たれた方がほとんどではないかと思います。なぜこのようなことを書くかというと、心臓弁膜症という病名は一般の方にとって馴染みが薄く、普通に生活をしていてもその名前を聞く機会が少ないからです。

　さて、初めて心臓弁膜症という病名を聞いたときに、名前から病気のことを詳細にイメージできる人は少ないかと思います。これは皆さんがよくご存じの高血圧や高コレステロール血症とは大きく違います。高血圧や高コレステロール血症であれば、病名から病気の本質を理解しやすいという特徴があります。つまり、高血圧であれば「血圧が高いのだろう」、高コレステロール血症であれば「コレステロールが高いのだろう」と、誰にでも容易に想像することができます。また、これらの病名は人間ドックや健康診断の結果にもしばしば登場してきます。人間ドックや健康診断の結果を知るときには、日ごろからの生活習慣に対して通信簿を受け取るときのようなドキドキ感があるはずです。ですから、ここで登場する高血圧や高コレステロール血症という名前には、なおさら大きなインパクトがあります。日常生活のなかで反省するような飲食をしてしまったり、運動不足を自覚したりすることがあると思います。また、「今の生活習慣のままでは高血圧や高コレステロール血症になりますよ！」と指摘されることは、みな

3

さん身に覚えがあると思います。そして、これらの疾患が引き起こす重篤な病気についての知識や注意を喚起するための情報は、インターネットやテレビなどメディアに日常的にあふれているため、一般の方々に対してさらなる啓蒙を深めていると言えます。

　一方、心臓弁膜症と聞いても、その病名から病気の本質を理解することは困難です。そもそも心臓について知らないことも多いでしょうし、心臓弁って何？というところから話を始める必要があります。高コレステロール血症であれば単一の検査項目の数値が高い・低いといった判断基準で診断がつきますが、心臓弁膜症ではどのように診断されるのかがわかりづらいことも否めません。また、人間ドックや健康診断の結果で心臓弁膜症と診断されることはないため、一般の方が目や耳にする機会は少ないのです。最近ではようやくテレビCMに弁膜症が登場する機会が増えてきたため、名前だけは知っているという方も増えてきましたが、一昔前までは医師の診断以外で病名が聞かれる場面は皆無でした。**しかし、実際には心臓弁膜症の患者さんは300万人以上いるとされており（がんの患者さんをすべて合わせても100万人です！）、循環器内科が専門の医師からすると一般的な心臓病の一つです。**

　今回、私たちがこの本を執筆しようと思い立った動機は3つあります。最初に、一般の方々に心臓弁膜症のことをよく理解してもらいたいと思ったからです。ご本人やご家族やお知り合いの方が心臓弁膜症と言われたときに、その病気に関する情報が何もなければ大変困ります。インターネットがない時代であれば、病気のことを調べる手段もなく途方に暮れるしかなかったはずです。最近ではインターネットや雑誌から断片的な情報は手に入るようになったかもしれませんが、詳細を理解するために十分に整理された情報とは言えません。それで

も心臓弁膜症と言われた患者さんは、病気の正しい知識や治療の方法などについて理解しなければいけません。そのときに心臓弁膜症についてまとまった情報から病気を知ることで、現在の症状や重症度はどの程度なのか、今後どのような経過をたどっていくのかを理解していくことができます。

　次に、心臓弁膜症と診断されたらどのような行動を起こせばよいのか、患者さんに一緒に考えてもらいたいと思ったからです。心臓弁膜症と診断されても、すべての人がすぐに手術が必要となるわけではありません。むしろ、診断されたときには手術の適応には至っていない場合のほうが多いのです。しかし、心臓弁膜症は薬だけでは完全に治らず徐々に進行していく病気です。つまり、いずれ手術やカテーテル治療など侵襲的な治療が必要となってくる可能性があります。ですから、そのような治療が必要となるまでの間、どのように病気の経過をみるのか、治療を受ける施設をどのように探すべきなのか、**どのように治療後のアフターケアをしていくのか、を考えていくことが重要**なのです。

　最後に、治療後のことを正しく知ってもらいたい、と思ったからです。心臓弁膜症の治療は、手術を受けたらすべてがもと通りというわけではありません。自動車のメンテナンスと同じように、その後に**適切なアフターケアをするからこそ、術後に安定した健康的な生活を送ることができる**のです。また、どのような弁膜症の治療をしても病気が再発するリスクは必ずありますので、それをしっかりと評価していく必要があります。そして、状況によっては再び手術が必要となることもありますので、その際には弁膜症の診療経験が豊富な専門医と相談していくべきでしょう。

　ここまでお伝えしたなかで、心臓弁膜症に興味を持っているみなさ

んに確認しておきたいことがあります。もし、みなさんやご家族やお知り合いの方が病院やクリニックで心臓弁膜症と言われたとき、**実際に心エコー検査を行いましたか？** さらに、**その医療施設には経験豊富な心エコー専門医がいますか？**（心エコー専門医としての資格のひとつに超音波専門医があります） 心エコー専門医がいる医療施設で心臓弁膜症と診断された場合、病気の診断や重症度について一定のお墨付きがつくことになります。また、心エコー専門医がいれば、治療のタイミングを適切に管理することができます。そして、心臓治療後も適切にアフターケアを進めることができます。

　この本を通じて私たちは、心臓弁膜症という病気が一般の方々に正しく認識されるように願うとともに、患者さんにとって正しい診断がなされ、適切な治療やアフターケアを受けられるような正確な情報を提供したいと思っています。また、その結果として「患者さん本位の正しく誠実な医療」を実現したいと考えているのです。この本が心臓弁膜症の患者さんやそのご家族、お知り合いの方々にとって一助となることを切に願っております。

柴山謙太郎

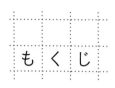

も く じ

CHAPTER 4　治療編：手術って簡単に言うけれど…　89

CHAPTER 5　アフターケアが大事　　　　135

序 章

「こんなに犬の散歩が楽になるとは思いませんでした。」

クリニックの診察室で山田タカ子は医師の柘植健一郎に笑顔でこう語りかけた。

「6か月前、先生に胸の音を聴いてもらったことから始まりましたね。」

続けて、タカ子はわずか6か月前のことを遠い昔のように思い出して言った。

山田タカ子は来月には80歳になるものの今まで病気らしい病気をしたことはなく、しばらく前まではジョギングなどの運動も日常的に行っていた。そのため、もとから自分は周りの人と違って特別に健康であるとずっと考えていた。また初めて会った人からも、「タカ子さんは元気だし姿勢も良くて、年齢よりもずいぶん若く見えますね。」と言われることが多く、そのことを少し誇らしくも思っていた。現在は長女家族と郊外の一軒家で一緒に生活しているが、自分のことはすべて自分でしていたし、長女夫婦が仕事で忙しいときには家族の洗濯物を干したり孫のご飯をつくってあげたりと、むしろ家族の世話をしていることも多かった。

タカ子は最近では数年前から飼っている2匹の犬の散歩を朝と夕方の日課としていた。家から左に出るとすぐに真っすぐ100mくらい続く坂道があり普段の犬の散歩ルートとなっているが、半年前から朝に坂道を上るのが何となく億劫になるような気がして、そろそろ散歩ルートを変えようか迷っているところだった。年齢のせいなのか、

最近では徐々に疲れやすさも気になっており、30分ほど散歩に出ると家に帰ってから家事を始めるまでは少し疲れて休憩することも多くなってきていた。

「おばあちゃん、いつもの散歩だけなのに、今回はなんでそんなに苦しそうに呼吸しているの？」

あるとき、たまたま一緒に犬の散歩に出かけた孫のレイナから声を掛けられたが、タカ子は言われてすぐにドキッとした。正直、そのことは誰からも指摘されないように自分でも気をつけていたはずだったからだ。

「そういえば1週間前に少し風邪をひいていたから、少し疲れているのかもしれないね。」

その場ではそのように理由を答えてみたものの、内心ではあまりそれは関係ないと思っていた。むしろ、最近の犬の散歩について確かに疲れやすさを感じていたため、孫に急に指摘されたことに少し動揺していた。とくに、年齢のせいで疲れやすくなったかもしれない、などとは口が裂けても孫に言いたくはなかった。

その日の夕方に長女の朋子と夕飯の準備をしているときに、

「お母さん、最近やけに肩で呼吸しているような気がするのだけれども大丈夫？」

と朋子からも声を掛けられた。タカ子は、もうみんな気づいているのかもしれないと思い、観念するようにこう答えた。

「確かに最近少し疲れやすい気がするの。年齢のせいかしら？」

タカ子の弱々しい返事に対して、朋子は少し考えてから「ちょっと待ってて。」というとそのまま自分の部屋に何かを取りに行った。

「お母さん、2日前の新聞に入っていたチラシの折込にあったんだけど…。息切れっていう言葉が気になって取っておいたの。」

と言うと、新規開院する予定のクリニックのチラシを持ってきてくれ

JCOPY 498-13664

た。そのクリニックは家の最寄り駅から4つ目の駅から徒歩1分の場所にオープンするようであった。心臓の病気や特に心エコーを専門とした医師が院長らしく、クリニックの内覧会の日程と『何気にこわい息切れ』というタイトルで講演会の予定も記載されていた。

「ちょうど明日が内覧会で、そこで院長先生が息切れについて話をしてくれるみたいなの。お母さんも一緒に行ってみない？」

何となく自分も、まさかとは思うけど何かの病気だったらどうしよう、という一抹の不安があったため、朋子から誘われるままに渋々一緒に行ってみることにした。

翌日、タカ子と朋子は11時からの講演会に間に合うよう10時頃に家を出た。予定の電車に乗るためにちょうど良い時間に駅に着いたものの、電光掲示板には "遅延" の文字があった。

「困ったね、講演会には間に合うといいね。」

朋子と一緒に待つこと10分程度してから電車は到着して、目的の駅に着いたのは10時50分であった。遅れてはいけないと思って駅から出て急いで階段を上ろうとしたが、朋子と同じスピードで上ることができないことに気がついた。半年前までは朋子とは体力もそこまで大差ないくらい元気だと思っていたので、やはりショックだった。朋子もそれに気付いて階段の途中で待っていてくれた。

「やっぱり急いで階段上ろうとすると少し前と違ってなんだか息がつらそうだよ。お母さんは『何気にこわい息切れ』なんじゃない？」

タカ子は朋子の言葉を聞き流して、そのままクリニックに向かった。クリニックに着いたのは5分前で、講演会をする場所であるクリニックの待合室には老夫婦やタカ子と朋子のような親子など10組くらいの人々がすでに席に座っていた。

クリニックの受付で白い新品の制服に身を包んだ物腰の柔らかい事

務の女性から、

「こんにちは。あと数分で講演会が始まりますので、こちらの席へどうぞ。」

と、空いていた一番前の"特等席"に通された。

それまで気がつかなかったが、時間になると脇に立っていた白いシャツの短髪の男性が、

「初めまして、こんにちは。院長の柘植健一郎です。今日は内覧会に集まっていただき大変ありがとうございます。」

と切り出した。院長の声は大きく、親しみやすい第一印象を受けた。講演会ではスライドを用いて説明をしていく様子であり、タカ子と朋子はそのまま画面に集中していった。

「今日は『何気にこわい息切れ』についてお話をしたいと思います。まず息切れは、非常に一般的な症状のひとつで、年齢や肥満や体力不足のせいにされやすいのですが、実は怖い病気が背景に潜んでいることがあります。とくに心臓や呼吸器などの病気によって起こる場合は注意が必要なのです。」

その後も写真や動画を交えたわかりやすいスライドで、柘植は息切れを起こす心臓の病気や原因について手際よく説明を続けていった。講演会は 30 分で終わり、その後は聞いていた人が院長に質問をする時間となった。

タカ子は講演会で話を聞いているうちに、自分の症状がことごとく心臓の病気に当てはまったため、つい手をあげて質問をしてみた。

「最近、犬の散歩で今までになかった疲れやすさを感じています。年齢のせいだと思っているのですが、心臓による病気の可能性もあると考えたほうがよいでしょうか？」

「ご質問ありがとうございます。そうですね、もちろん年齢による可能性は否定しません。しかし、心臓や呼吸器による疲れやすさの可

JCOPY 498-13664

能性も否定できません。とくに心臓による症状であった場合、命に影響する怖い病気の可能性も考える必要があります。年齢のせいにするのは、心臓や呼吸器による病気をしっかりと否定した後でもよいと思いますので、一回はちゃんと調べてみてはいかがでしょう。もしよろしければ私の外来で調べさせてもらいますよ。」

　講演会が終わった後に、そのままクリニックの内覧が可能だということなので、タカ子や朋子を含めた数人の人たちは一緒に院内を見て回ることにした。講演会では部屋が少し暗かったためわからなかったが、明るくしてみると白く清潔感のある待合に1枚の風景画が飾ってあった。そのまま奥の処置室に誘導されると、柘植は1台の機械の紹介を始めた。

　「この機械は心エコー機という、クリニックでの私の相棒です。先ほどのスライドでも出ましたが、心エコー検査は被ばくのない安全な検査です。そして、ここに映し出される画像は、リアルタイムで皆さんの心臓の形や大きさや中の構造や機能まで、すべてみることができるのですよ。心臓の病気を調べるうえで、他の検査と比べて大変コストパフォーマンスが高いのです。」

　タカ子はそもそも病院やクリニックへの受診をする機会がほとんどなかったので、クリニックを受診するという行為に対する敷居の高さを感じていた。しかし、内覧会でクリニックのなかをみてみると、院長やスタッフは親しみやすく、思ったよりもずっと受診しやすい場所なのだとわかった。

　内覧会から帰る電車のなかで、タカ子は朋子にこう伝えた。

　「せっかくの機会だから、今回はしっかり調べてみようと思う。」

　朋子はタカ子の目をみてゆっくりと頷いた。

（つづきは18ページ「第1話」）

基本編：心臓弁膜症のキホン

第 1 話
はじめての外来

　内覧会が開催された翌週月曜の朝9時過ぎ、タカ子はクリニックの待合で朋子とともに診察が始まるのを待っていた。この日はクリニックの開院日で、タカ子たちが内覧会のときに見かけた老夫婦も待合で話をしながら待っていた。老夫婦が先に診察室に呼ばれ、10分程度して診察が終わって部屋を出てきた。

　「山田さん、お待たせしました。診察室へどうぞ。」

　しばらくして院長の柘植がタカ子と朋子を診察室のなかに招き入れた。

　「こんにちは、先日は内覧会に来ていただきありがとうございます。症状は疲れやすさとのことですね。確かタカ子さんは最近、犬の散歩で疲れやすくなったと仰っていましたね。」

　柘植は問診票に目をやった後、顔を上げてタカ子を見つめてこう切り出した。問診票には症状の詳細を書く欄があり、タカ子は"半年前からの疲れやすさ"と記載していた。また、過去の既往、現在の内服、アレルギー歴などを記載する欄には待合で待っているときにすべて埋めておいた。

　「そうなんです、先生に息切れの話を伺ってから、毎日日課にしている犬の散歩で感じる疲れやすさが何か心臓の重大な病気の症状じゃないかと心配になってきたんです。」

　「なるほど。そのような自覚は半年前からあるのですね？」

　「そうです。家を出てすぐのところに坂道があるのですが、半年前からなぜか上っていくのが億劫になってきたんです。だから散歩ルートも変えようかと考えていたところでした。あと、自分では元気だと

JCOPY 498-13664

思っていたのですが、孫と一緒に散歩に行ったときに呼吸が苦しそうだと言われたのは少しショックでした。でも、これらは年齢のせいだと思うようにしていたのであまり不思議には思っていませんでした。」

タカ子は恥ずかしそうに答えた。

「それ以外にも疲れやすさを感じることはありますか？」

「先日の内覧会で、先生の講演に間に合うように急いで階段を上ったときにしんどくなりました。」

タカ子がこう話した後に、朋子も付け加えるように気になっていたことを柘植に話した。

「あと、母と夕食を一緒につくっているときに、肩で息をしていたことがありました。息切れなんだろうと思うのですが、今までなかったことだったので気になりました。」

柘植はさらに続けた。

「動いたときの症状が徐々に悪くなっている感じはありますか？」

「ここ1か月くらいは、急に動きだしたときに特に疲れやすさが強いような気がします。」

「なるほど、そうでしたか。」

柘植はタカ子の返事から何か思いあたったようであり、このやり取りをしたあとは今までの既往や内服薬の有無などその他の一般的な問診内容を確認して身体診察に入った。血圧について、以前は健康診断などで測ると 100/60 mmHg くらいであったが、本日クリニックで測ってみると 145/90 mmHg と高くなっているようであった。続いて胸部の診察となった。深呼吸をして肺の音を確認して問題はないようであったが、心臓の聴診で柘植の表情が変わったように思えた。

「心臓に雑音があります。今まで指摘されたことはありませんか？」

診察をしていた柘植は聴診していた手をいったん止めてタカ子に確認した。タカ子は初めてこのような指摘をされたため、驚いたような

顔で振り返って朋子と顔を見合わせた。

「数年前に健康診断で呼吸の音は聞いてもらっていて、そのときは指摘されなかったのですが…。でも、心臓の音は聞いてもらえていないかもしれません。どのような問題なのでしょうか？」

「心臓弁膜症の可能性があります。」

柘植は静かに "心臓弁膜症" という言葉を伝えた。

「心臓の雑音にはいろいろあってもちろん正常な場合もあるのですが、とくに動いたときの疲れやすさが増えていて心雑音が聞こえる場合は心臓弁膜症を考えなければいけません。」

「心臓弁膜症って最近テレビの CM で聞いたことがあるのですが、自分ではまったく思ってもみませんでした。」

タカ子は心臓弁膜症という言葉を知ってはいたが、自分がそのような病気を疑われていることに驚いた。また、心臓弁膜症という病気について何も知らなかったたため、見えない敵に遭遇したようで大きな不安を感じた。それに対して柘植はタカ子と朋子に、用意してあった説明用の資材を使って、心臓の構造や心臓弁膜症はどのようなものかについて説明した。そして以下のように続けた。

「いずれにしてもタカ子さんの疲れやすさについて、心臓弁膜症を含めた原因精査を進めていく必要があります。循環器疾患の検査には一般的なものとして、血液検査、心電図、胸部レントゲン、心エコー検査の 4 つがあります。とくに心臓弁膜症を診断するためには心エコー検査は必須となりますが、その他の検査も診断や重症度を確認するために重要なものです。これからこれらの検査を進めていきましょう。」

タカ子と朋子は柘植の説明を十分に理解はしたものの、不安な面持ちで診察室をいったん後にした。やはり心臓弁膜症という具体的な病名が気になったからだ。

JCOPY 498-13664

「お母さん、心臓弁膜症の可能性についてまったく考えなかったけれども、この際しっかりと検査をしようね。」
　タカ子は朋子の言葉に強く頷いて待合室で検査を待った。

（つづきは 48 ページ「第 2 話」）

☑ 心臓（心室）は、酸素を多く含む血液を全身に送るポンプの
役割をしています。
☑ 血液の流れをつくるため、左右の心室の入口と出口には心臓
弁がついています。
☑ 心臓は休むことなく 1 日に 10 万回も動いています。

心臓のしくみ

　われわれの心臓は、胸のほぼ中央にあって、こぶし大ほどの筋肉で
できた臓器です。心臓の筋肉（心筋）が収縮と弛緩を繰り返すことに
よって血液を全身に送り出しており、これによって心臓は生体ポンプ
としての役割を担っています。心臓は 4 つの部屋に分かれており、
左心室は肺から戻ってきた酸素の多い血液（動脈血）を全身に送るた
めの、右心室は全身から戻ってきた酸素の少ない血液（静脈血）を肺
に送るためのポンプ機能を持っています。そして、左心室と右心室に
は入口（流入路）と出口（流出路）にそれぞれ逆流を防止するための
心臓弁がついています（図 1）。左心室の流入路には「僧帽弁」、流出
路には「大動脈弁」、右心室の流入路には「三尖弁」、流出路には「肺
動脈弁」と呼ばれる心臓弁があります。僧帽弁は 2 葉弁（2 枚の弁葉
から構成される心臓弁）、その他の弁は 3 葉弁（3 枚の弁葉から構成
される心臓弁）と表現されることがありますが、実際の心臓弁はそれ
ぞれ違う構造をしており、異なるしくみで働いています。これらの心
臓弁が心臓の拍動に合わせて協調して動くことによって、全身の血液
の流れ（血流）を一方向に保つことができます。例えば左心室では、

JCOPY 498-13664

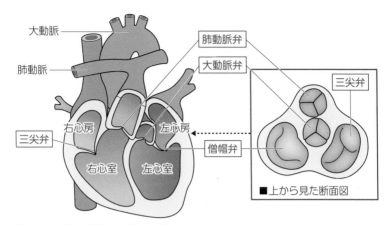

図1● 心臓の構造と心臓弁の位置

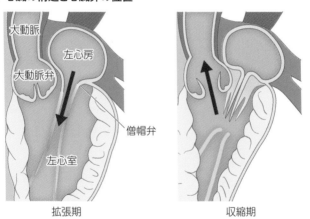

拡張期　　　　　　　　　　　　　　収縮期

図2● 左心室の血液の流れと心臓弁の動き

　心臓に血液が流入するタイミング（拡張期）に大動脈弁が閉じるとともに僧帽弁が開くことによって、左心室に血液を貯めることができます。そして、血液を拍出するタイミング（収縮期）に僧帽弁が閉じると同時に大動脈弁が開くことで、左心室に貯められた血液を一気に大動脈の方向へ流していくことができます（図2）。

血液が流れる経路

次に、心臓を起点とした血液が流れていく経路を説明します（図3）。まず、左心室から大動脈へと動脈血が拍出され、動脈を通じて全身に届けられます。動脈血が脳、消化管、腎臓、全身の筋肉、冠動脈（心臓の筋肉に血液を送る血管を指します）などに到着すると、それぞれの臓器に酸素や栄養分が供給されます。そして、酸素や栄養分の代わりに二酸化炭素や老廃物を受け取って静脈血となります。各臓器で酸素と二酸化炭素などを交換したあと、全身の静脈を通じて心臓の右心室に戻っていきます。右心室に戻った静脈血は、心臓の中で

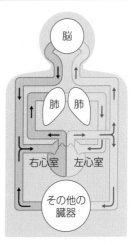

図3 ● 体の血液のながれ

動脈血と混じり合わないように隔離され、そのまま肺に送られていきます。肺に到着した静脈血は、二酸化炭素と酸素を交換して動脈血となり左心室へと戻っていきます。

心臓のはたらき

心臓は毎日約10万回も休むことなく拍動しています。しかし、いつも変わらないペースで動いているわけではなく、環境や感情や運動などによって拍動が大きく変化することが特徴です。スポーツなど運動した後や感情的に興奮しているときは、交感神経が優位となることで心臓の動きが活発化して心拍数は多くなります。一方、家などでリラックスしているときや眠っているときは、副交感神経が優位となることで心臓の動きはゆったりと落ち着くため心拍数は少なくなりま

JCOPY 498-13664

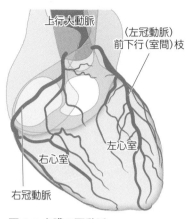

図4 ● 心臓の冠動脈

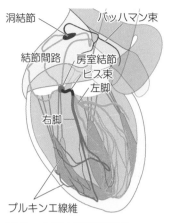

図5 ● 心臓の刺激伝導系

す。一般的に心拍数は1分あたり50～100拍が正常範囲と言われており、平均すると1分あたり70～80拍程度となります。正常な心臓から1回ごとに拍出される血液量は60 mL程度（タバスコ約1本分）ですので、1分間で心臓から拍出される血液量（心拍出量と呼びます）は約3～6 Lとなります。心臓がこのような収縮を続けるためには、酸素や栄養素を自らの心筋に届ける必要があります。この際に重要なのが心臓の表面を取りまく冠動脈です（図4）。冠動脈は心臓から大動脈に拍出された直後に分枝する2～4 mm程度の細い血管です。左冠動脈は途中で2本に枝分かれするため、冠動脈は3本（左冠動脈前下行枝、左冠動脈回旋枝、右冠動脈）とされます。これらの冠動脈の血流に障害が起こると、心筋梗塞や狭心症といった虚血性心疾患を生じます。さらに、心臓には電気信号を発生させ、それを素早く伝え、心筋を収縮させるシステム（刺激伝導系）が備わっていますが（図5）、ここに問題が生じると不整脈を起こすことになります。以上のようなシステムによって、心臓はポンプとして円滑に休むこと

なく動いているのです。

☑ 日本人の死因の第2位は心臓の病気であり、その多くが心不全です。
☑ 心不全とは心臓の病気が進行して心臓のポンプ機能が低下した状態を指します。
☑ 心臓の病気は、心臓弁膜症、冠動脈疾患、不整脈、心筋の病気に分類されます。

心臓の病気は死因の第2位

　心臓の病気（心疾患）がどの程度日本人の生活に影響しているか、厚労省から毎年発表されている「人口動態統計」を基に考えてみましょう。2018年に発表された日本人の死因の第1位は「悪性新生物（がん）」、第2位は「心疾患」、第3位は「脳血管疾患」でした[1]。第1位の悪性新生物は肺がんや膵臓がんなど各臓器のがんをすべて合わせたものになります。しかし、心疾患（心臓の病気）は単一臓器によるものです。臓器別の死因で心臓は肺と並んで多く、死亡者数は17万3,125人で全体の16.0％を占めています。

　日本人の死因の推移をみてみると、100年前から大きく変化してきていることがわかります（図6）[1]。これは社会的な背景が変化してきていることに影響を受けています。1900年代初期は肺炎や胃腸炎や肺結核などの感染症と脳血管疾患が主な死因でした。しかし、抗生物質の登場に伴って感染症によって死亡する人が減少する一方、戦後

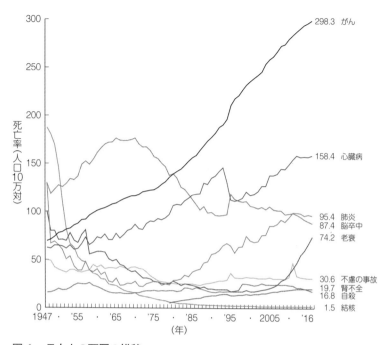

図6 ● 日本人の死因の推移
（厚生労働省．平成30年人口動態統計 1)）

の日本人の高齢化や生活スタイルの欧米化を背景として、悪性新生物と心疾患によって死亡する人が増加することとなりました。

心不全とは？

　心不全とは高血圧や心筋梗塞、心臓弁膜症などさまざまな心臓の病気の終末像をさします（図7）。具体的には、心臓のポンプ機能が低下することによって全身の血液循環が滞ってしまい血液が行き届かないことによって生じる病態です。とくに高齢者になると心不全を有する人が多くなることがわかっています。心疾患のうち最も多い死因は

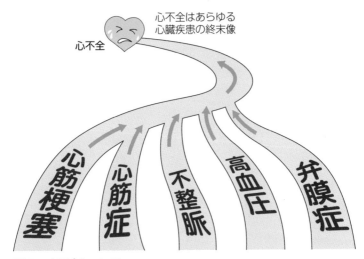

心不全はあらゆる
心臓疾患の終末像

心不全

心筋梗塞　心筋症　不整脈　高血圧　弁膜症

図7 ● 心不全について

心不全であり、心疾患による全死亡数の4割にあたる約7万人が心不全で亡くなっています。がんのなかで一番死亡数が多いのは肺がんで約7万人ですので、心不全は肺がんと並んで多い死因ということになります[2]。さらには65歳以上の人口の10%以上が心不全とも言われており、日本をはじめ高齢化社会の欧米の多くの先進国では、高齢者の死因の第1位は心不全です。心不全は、本邦が高齢化社会となっていくにしたがってますます増加していく疾患のうちのひとつと考えられており、このことは医療界でも「心不全パンデミック」と呼ばれて危惧されています。

　心不全では、一番重症と分類される患者さん（ステージD）で5年間生存できる確率は20%と言われています。また、軽症の患者さん（ステージA～B）であっても、5年間で5%程度亡くなるとされています[3]。一方、国立がん研究センターが発表したがん患者の10年生存率では、甲状腺がんや乳がんでは80%を超えますが、膵臓が

JCOPY　498-13664

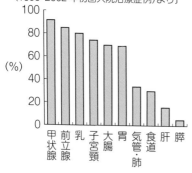

主ながんの 10 年生存率

〔全がん協部位別臨床病期別 10 年相対生存率
（1999-2002 年初回入院治療症例）より〕

心不全の 1 年死亡率

	NYHA	プラセボ群の1 年死亡率
CONSENSUS I (n=126)	Ⅳ	50～60%
PROMISE (n=527) V-HeFT I (n=273) SOLVD 治療試験 (n=1,285)	Ⅱ～Ⅲ	15～30%
SAVE (n=1,116)	Ⅱ	5～10%
SOLVD 予防試験 (n=2,117)	I	

図 8 ● 主ながんと心不全の予後比較
〔日本循環器学会．急性・慢性心不全診療ガイドライン（2017 年改訂版）[3]、および
国立がん研究センター．2018 年のがん統計予測[4] から一部改変〕

んは 5％を切り、がんの発生部位によって予後に大きな差があること
がわかっています[4]。そして、すべてのがんにおける 10 年生存率は
約 58％でした。ですから、重篤な心不全の予後は一般的ながんと比
べて明らかに予後が悪いと言えます（図 8）。

心臓の病気を分類する

　心不全にいたる病気として、原因は大きく 4 つに分類することが
できます（図 9）。前述した心臓に血液を届ける「冠動脈」の病気
（虚血性心疾患）、心臓を規則正しく動かすための「刺激伝導系」の病
気（不整脈）、心室の出入り口にある「心臓弁」の病気（本書のテー
マである心臓弁膜症）、心臓の筋肉である「心筋」の病気（心筋症）
です。

　冠動脈の病気（虚血性心疾患）とは、冠動脈に動脈硬化などが生じ
て冠動脈の内腔が狭窄したり閉塞したりすることによって、血液の供

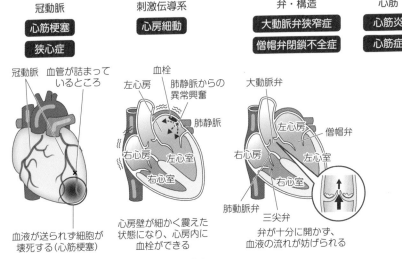

冠動脈

心筋梗塞

狭心症

刺激伝導系

心房細動

弁・構造

大動脈弁狭窄症

僧帽弁閉鎖不全症

心筋

心筋炎

心筋症

冠動脈　血管が詰まって
いるところ

血液が送られず細胞が
壊死する（心筋梗塞）

血栓
左心房
肺静脈からの
異常興奮
肺静脈
右心房
左心室
右心室

心房壁が細かく震えた
状態になり、心房内に
血栓ができる

大動脈弁
左心房
僧帽弁
右心房
左心室
右心室
肺動脈弁
三尖弁

弁が十分に開かず、
血液の流れが妨げられる

図 9 ● 心不全の原因となる心臓の病気

給が極端に低下することで酸素や栄養が行き届かなくなる病気です。
冠動脈の血流が低下して一時的な虚血が生じた病態を狭心症と呼び、
血流が著明に低下するか途絶することで心筋に不可逆的な障害（壊
死）が生じた病態を心筋梗塞と呼びます。

　刺激伝導系の病気（不整脈）とは、心臓のリズミカルな動きが低下
して心臓内での協調性が低下したり、拍動が極端に低下あるいは増加
したりすることによって心臓のポンプ機能が低下する病気です。不整
脈によっては心不全だけでなく、心臓内に血栓が生じて脳梗塞の原因
となる場合もあるため、早期の診断と治療が必要となります。また、
冠動脈の病気や心臓弁の病気や心筋の病気によって引き起こされる不
整脈もありますので、その背景には注意が必要です。

　心臓弁の病気（心臓弁膜症）についてはこの本の主役ですので後述
しますが、心臓弁が機能的に障害をきたすことによって生じます。心

JCOPY 498-13664

臓弁膜症は進行すると心臓の負担が増加していくことがわかっており、心不全の原因として確実に診断しておかなければならない病気です。

心筋の病気（心筋症）とは何らかの原因で動きが弱くなったり心臓の筋肉が肥大したりしてしまうものを指します。原因として冠動脈疾患がきっかけとなるものが最も多く、それ以外にも不整脈や心臓弁膜症がきっかけとなることもあります。そのほかにアルコールや妊娠なども知られています。心筋の働きが低下している場合、その原因をしっかりと調べておく必要がありますが、精査しても原因がはっきりとしないことも多くあります。

心臓の病気のすべてに一番大きく影響する因子は年齢です。ただし、年齢に加えて高血圧、高コレステロール血症、糖尿病などの生活習慣病が心疾患のリスクをさらに上昇させることがわかっています。つまり、これらの疾患をきちんとコントロールしておくことが、心臓のポンプ機能を長持ちさせるために必要なことと言えます。

3 心臓弁膜症とは？

☑ 心臓弁膜症とは心臓弁に機能的な障害が生じる病気です。
☑ 年をとればとるほど心臓弁膜症の患者さんが多くなります。
☑ 心臓弁膜症の患者数は 200〜300 万人もいてがん患者数よりも圧倒的に多いのです。

心臓弁に異常が生じる病気

心臓弁やその周辺組織になんらかの構造の異常を生じることで、心

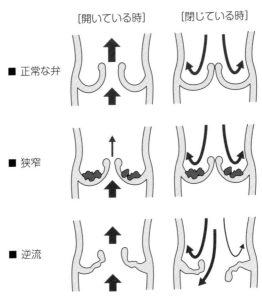

[開いている時]　　　[閉じている時]

■ 正常な弁

■ 狭窄

■ 逆流

図 10 ● 心臓弁の機能障害のしくみ

臓弁の正常な働きができなくなる病気を「心臓弁膜症」と呼びます。心臓弁膜症は加齢、感染症、外傷、先天的（生まれつき）などが原因となって生じます。心臓弁の機能障害には、開きづらくなる「狭窄」と閉じづらくなる「逆流（あるいは閉鎖不全)」があり、家の扉に例えて考えるとよくわかります（図 10)。心臓弁の「狭窄」は、動脈硬化や弁の変性などによって開きづらくなることで血液が通過しづらくなる病態を指します。また、「逆流（あるいは閉鎖不全)」は、閉まりづらくなることで生じた隙間から血液が逆流する病態を指します。心臓弁膜症は心臓弁のすべてで生じることがありますが、とくに左心室の入口である「僧帽弁」と出口である「大動脈弁」に生じるものは血行動態に影響することが多く、注意が必要な心臓弁膜症となります。
　心臓弁膜症は年齢とともに増加することが知られており（図

JCOPY 498-13664

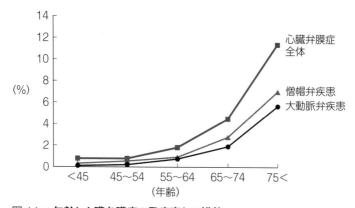

図 11 ● 年齢と心臓弁膜症の発症率との推移
（Nkomo VT, et al. Lancet. 2006；368：1105-11[5]）より一部改変）

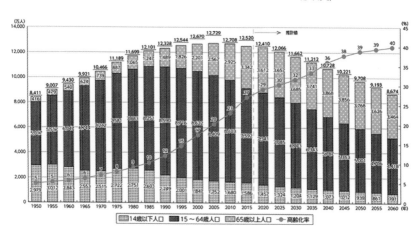

図 12 ● 日本の人口の推移
（国立社会保障・人口問題研究所．国勢調査「日本の地域別将来推計人口
（2018 年推計）」[7]）

11）、日本における心臓弁膜症の潜在患者数は推定 300 万人（がんの
総患者数は約 100 万人）といわれています[5,6]。そして、日本社会で
今後さらに高齢化が進むことによって（図 12）[7]、心臓弁膜症の患者

数はより増加していくと見込まれています。

心臓弁膜症の認知度

　一方、エドワーズライフサイエンス（株）という人工弁メーカーが2018年9月に行った、全国の60歳以上の一般の方を調査対象とした『心臓弁膜症 認知/理解度 把握調査』では、「心臓弁膜症」という病名を認知している人は92.8％もいるにもかかわらず、詳しい症状まで知っている人は7.2％しかおりませんでした。また、加齢と弁膜症の関係について理解している人は2割程度と低く、心臓弁膜症についての検査を受けたことがない人は8割もいることがわかりました。つまり、心臓弁膜症について病名をなんとなく知っている方は少なくありませんが、病気の詳細な内容については十分理解されているわけではなく、実際に自分の身に起こる病気として考えられていない可能性があります。最近では心臓弁膜症についてのテレビCMが放送される機会も増えてきているものの、実際に自分や家族が心臓弁膜症と診断されることがなければ詳細に調べることが少ないというのが現実です。患者さんやご家族に「心臓弁膜症」のことをよく知っていただくのはもちろんですが、そうでない方々にもこの病気を啓蒙していかなければならないと私たちは考えています。

JCOPY 498-13664

4 心臓弁膜症の原因と種類

☑ 心臓弁膜症の原因には先天性と後天性のものがあり、近年は動脈硬化性が増加しています。

☑ 成人になってから診断された心臓弁膜症でも先天的な異常が原因の場合があります。

☑ 大動脈弁狭窄症が最も多く、次いで僧帽弁逆流症が多いです。

心臓弁膜症の原因

　心臓弁膜症の原因について、先天性疾患（生まれたときから異常があるもの）と後天性疾患（生まれた後に異常が生じるもの）に分けることができます。先天性疾患というと生まれたときからすでに心臓になんらかの異常をきたし、ほとんどが生後すぐに診断されるような印象があるかと思います。しかし、実際には成人になってから初めて先天的な異常による心臓弁膜症と診断されるケースも少なくありません。成人になってから診断される先天性疾患として最も多いのは、本来3枚ある大動脈弁が生まれながらにして2枚しかない大動脈二尖弁です。この大動脈二尖弁の有病率は全人口の1％と言われており、男性に多く、実際に心臓弁膜症を発症するまで診断されていないことが特に多い疾患です[8]。また、大動脈二尖弁の患者さんのなかには生まれてから死ぬまで心臓弁に機能障害をきたすことなく、大動脈二尖弁であることも知らずに元気に生活している人もいます。みなさんが思う以上に、先天性疾患による心臓弁膜症は多いのです。

　心臓弁膜症をきたす後天性疾患としてよく知られているのは、動脈硬化性とリウマチ性（リウマチ熱によるもの）です。昔は心臓弁膜症

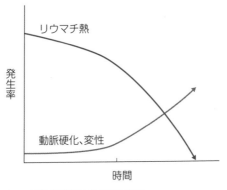

図13 ● 心臓弁膜症の原因の推移
(Soler-Soler J, et al. Heart. 2000; 83: 721-5[9]) を改変)

の原因のほとんどがリウマチ性とされていました。リウマチ熱というのは溶血性連鎖球菌（溶連菌）による感染症で、おもに幼少期に風邪症状や関節症状が出る病気です。この菌による炎症が心臓弁に及ぶことがあり、数年あるいは数十年もかかって弁が徐々に傷んで心臓弁膜症を生じます。これをリウマチ性弁膜症と呼び、膠原病のひとつである関節リウマチとはまったく別の病気です。欧米や日本など先進国では溶連菌感染の予防や抗生物質の治療が進んでいることからリウマチ熱は激減しています。一方、先進国では高齢化が進んでいることにより動脈硬化や心臓弁の変性によるものが著明に増加しています（図13)[9]。とくに大動脈弁は大動脈のおおもとにあるので動脈硬化性の変化をきたすことが多く、典型的には高齢になってから大動脈弁の動きが低下して大動脈弁狭窄症をきたします。

心臓弁膜症の種類

　心臓弁膜症はどの心臓弁にでも機能障害を生じえます。そのため、心臓弁膜症の病名は「どの弁？＋どのような機能異常？」をきたすの

かによって決まります（例えば、大動脈弁に狭窄をきたしていれば「大動脈弁狭窄症」）。そして、特に左心室の心臓弁である「大動脈弁」と「僧帽弁」には高頻度で心臓弁膜症を発生することがわかっており、心臓弁膜症で最も多いのは大動脈弁狭窄症で、次いで多いのが僧帽弁逆流症と知られています[10)]。また、複数の心臓弁膜症を同時に生じることもあり、とくに左心室の心臓弁膜症に三尖弁逆流症が合併することが多いこともわかっています。

　大動脈弁閉鎖不全症（逆流症）のような逆流性弁膜症では、逆流する血液によって心臓内の血液量が慢性的に増加して容量的な負荷（容量負荷）がかかり、かつ、前方に血液を送る効率は悪くなります。そのため、血流量を維持するために心臓をさらに拡大させることになります（図14右）。しかし、病状が進行して心臓の拡大が限界を迎えると心臓の動きが低下してくるため、さらに前方に送る血流量は低下して心不全となってしまいます。

　一方、大動脈弁狭窄症のような狭窄性弁膜症では、狭くなった心臓

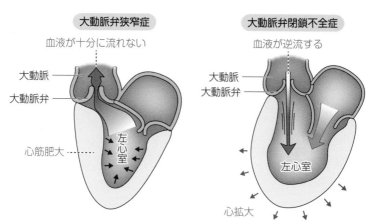

図14 ● 狭窄性弁膜症と逆流性弁膜症の違い

弁に対して無理やり血液を通過させなければいけません。心臓に圧力の負荷（圧負荷）がかかることで心筋を肥大させて、力強く血液を押し出して血流量を維持しようとします（**図14左**）。しかし、さらに病状が進行してそれ以上の力で押し出せなくなると、やはり心臓の機能が低下するため、狭窄した心臓弁を通過する血流量が減弱して心不全となってしまいます。

僧帽弁閉鎖不全症（逆流症）について（図15）

　僧帽弁は左心室の入口であり、肺から戻った動脈血が左心房から左心室に流入する場所です。この僧帽弁が閉まりづらくなる僧帽弁閉鎖不全症には、弁そのものが壊れる一次性と、心臓が拡大することによって起こる二次性があります。左室収縮期（左心室が収縮して大動脈に血液を送り出すタイミング）に左心室から僧帽弁を通じて左心房に血液が逆流する病気であり、左心房は徐々に拡大していきます。左心室は拍出する血液量を維持するために、内腔を大きくして一度に送

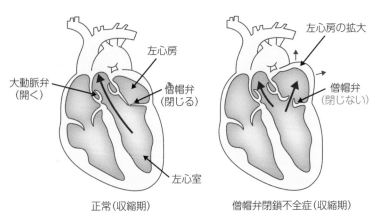

図15 ● **僧帽弁閉鎖不全症（逆流症）**

JCOPY 498-13664

り出す血液量を多くしようとします。左心房に容量の負担がかかるため新たに心房細動という不整脈を生じることが多く、また病状が進むと肺うっ血や心不全などの症状が出現します。

大動脈弁狭窄症について（図16）

　大動脈弁は左心室の出口にあり、動脈血が左心室から大動脈へ流出する場所です。大動脈弁が動脈硬化や石灰化が原因で開放が悪くなる大動脈弁狭窄症では、左室収縮期（左心室が収縮して大動脈に血液を送り出すタイミング）に左心室から血液を送り出しにくくなります。心臓は収縮のたびに頑張って血液を前方に送り出そうとするため、常に圧負荷がかかる状態となることから、心筋は厚く肥大していきます。病気の程度が進むと、厚くなった心筋が必要とする十分な血液が流れずに虚血を起こしたり、血流量の低下から脳への血液が不足して失神を起こしたりします。症状が出現しだすと突然死の危険性もあり、早めに治療をする必要があります。

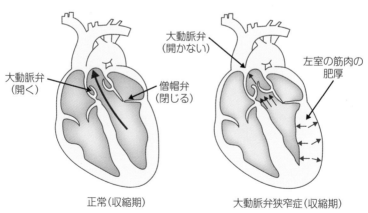

図16 ● **大動脈弁狭窄症**

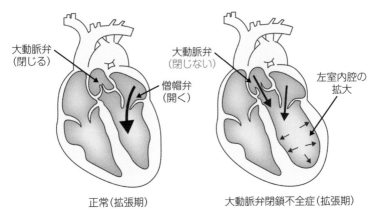

大動脈弁
（閉じる）

大動脈弁
（閉じない）

僧帽弁
（開く）

左室内腔の
拡大

正常（拡張期）

大動脈弁閉鎖不全症（拡張期）

図 17 ● 大動脈弁閉鎖不全症（逆流症）

大動脈弁閉鎖不全症（逆流症）について（図 17）

　大動脈弁の閉まりが悪くなる大動脈弁閉鎖不全症は、大動脈に送り出した動脈血の一部が左心室に戻ってくる病気で一般的にはゆっくりと慢性に経過します。拍出する血流量を保つために、左心室が拡大することによって対応しようとします。しかし、心臓の対応力が限界に近づくと心臓のポンプ機能は破綻することとなり、拍出量の低下から息切れ、呼吸困難、むくみなどの心不全症状が出現します。

　一方、急性に発症する大動脈弁閉鎖不全症には注意が必要です。大動脈がさけてしまうことで生じる解離性大動脈瘤によって発症するものや、心臓内に細菌感染を生じる感染性心内膜炎により弁が破壊されるものなどがあります。急に大量の血液が逆流し始めるため、心臓は急に対応することができずに重症の心不全が出現します。

僧帽弁狭窄症について（図 18）

　僧帽弁の開きが悪くなる僧帽弁狭窄症では、左心房から左心室に血

JCOPY 498-13664

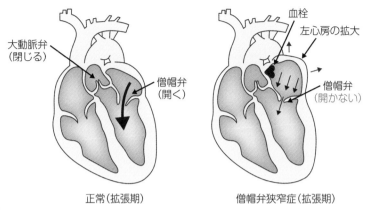

正常（拡張期）　　　　　　僧帽弁狭窄症（拡張期）

図 18 ● 僧帽弁狭窄症

液が流入しづらくなるため左心房に容量の負荷がかかるため徐々に拡大していきます。左心房の圧が上昇していくと、肺うっ血を引き起こして呼吸困難などの症状が出現します。また、左心房が大きく引き伸ばされるため、新たに心房細動という不整脈を生じやすくなります。心房細動や左心房内の血液のうっ滞により左心房内に血栓（血の塊）ができやすくなるため、血栓が全身の動脈に飛んでいき、脳などの各種臓器や全身の動脈に塞栓症を起こすことも多々あります。

三尖弁閉鎖不全症（逆流症）について（図 19）

　三尖弁の閉まりが悪くなる三尖弁閉鎖不全症は、右心室から右心房に血液が逆流する病気です。三尖弁以外の心臓弁膜症や心房細動など、その他の心疾患によって二次的に発生したものがほとんどですが、ときに心臓内の感染や先天性心疾患によって生じることがあります。症状として頸静脈の怒張、下腿浮腫、肝腫大、腹水などを呈します。

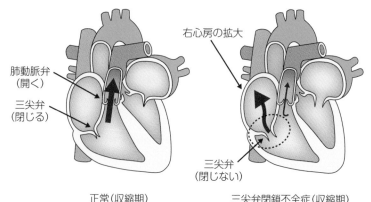

右心房の拡大

肺動脈弁
（開く）

三尖弁
（閉じる）

三尖弁
（閉じない）

正常（収縮期）　　　　　三尖弁閉鎖不全症（収縮期）

図 19 ● 三尖弁閉鎖不全症 （逆流症）

5 この症状にはご注意

☑ 心臓弁膜症の症状は、息切れ、疲れやすさ、失神、胸痛、動悸、呼吸困難などです。
☑ 症状の程度は問診から NYHA 心機能分類というスケールで評価します。
☑ 患者さんの自覚症状だけで病気の重症度を評価することは難しいです。

心臓弁膜症の症状について

　心臓弁膜症になると、病状の進行に伴って息切れ、疲れやすさ、失神、胸痛、動悸、呼吸困難といったさまざまな症状が出てきます（図20）。これらの症状は、心臓弁の機能が低下することによって拍出さ

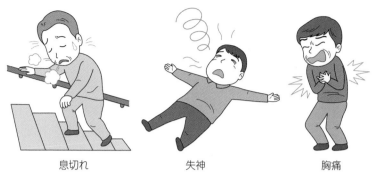

息切れ　　　　　　　失神　　　　　　　胸痛

図 20 ● 心臓弁膜症の症状

れる血液量が低下して全身の血液循環がうっ滞したり、さらには最終的に心不全という病態になったりすることで生じます。とくに動いたときに全身の酸素需要が増えた際、この症状を自覚しやすくなります。

　多くの心臓弁膜症では患者さんの病状はゆっくりと進行し、突然心不全になるわけではありません。心不全は2つの時期を経て徐々に悪化していきますが、これらの時期はそれぞれ「代償期」と「非代償期」と呼ばれます。代償とは、身体機能の一部が低下した際、本来その機能を果たす部位とは異なる部位が補完するように機能することを言います。心臓弁膜症では、心臓弁の障害に対して心臓自体を変化させてポンプ機能を補完することが代償になります。

代償期（心拡大・心肥大によって心拍出を維持している時期）

　心臓弁膜症では、心臓弁の狭窄や閉鎖不全によって心室から血液が拍出される効率が悪くなります。そこで、心臓は拍出する血液量を維持するために自ら大きくなって容量を増やしたり（心拡大）、心筋を肥大させて拍出するための圧力を強くしたり（心肥大）して対応しようとします。この対応によって拍出を維持できている時期を「代償期」と呼びます。

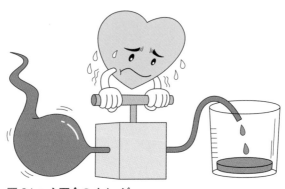

図 21 ● 心不全のイメージ

非代償期（心拡大・心肥大が限界となり心拍出を維持できない時期）

　心臓弁膜症がさらに悪化すると、さらなる心拡大や心肥大が必要となります。しかし、このような心臓自体の変化にはいずれ限界が生じて、心臓から拍出する血液量を維持できなくなります。各臓器に届く血液量は低下し、心臓においても血液量の減少から心筋の動きが悪くなって心機能が低下してしまいます。心機能が低下して血液を拍出できなくなると、心臓に血液が流入しにくくになり、心臓に戻ることができない血液が肺や全身にうっ滞してしまいます（図 21）。肺に血液がうっ滞すると酸素と二酸化炭素を交換する作業が停滞しますし、じわじわと肺に水分がしみ出して胸水を生じることとなります。胸水がたまると肺が広がりづらくなるため、呼吸はより苦しくなります。また、全身の血液循環が停滞すると手足のむくみが生じることになります。心臓弁膜症によって心臓のポンプ機能が低下し、これら症状を自覚する状態を心不全と言います。

症状の程度について

　医師は患者さんが動悸や息切れ、疲れ、胸痛などの症状をどれくら

JCOPY 498-13664

表 1 ● NYHA 心機能分類

ニューヨーク心臓協会が策定している、患者さんの心機能の重症度を表す指標です。患者さんの問診から、日常生活でどのくらい身体活動が制限されているかを確認して、心機能を以下の 4 段階に分類しています。

> **NYHA I 度：** 心疾患はあるが身体活動に制限はない。
> 　日常的な身体活動では著しい疲労、動悸、呼吸困難あるいは狭心痛を生じない。
> **NYHA II 度：** 軽度の身体活動の制限がある。安静時には無症状。
> 　日常的な身体活動で疲労、動悸、呼吸困難あるいは狭心痛を生じる。
> **NYHA III 度：** 高度な身体活動の制限がある。安静時には無症状。
> 　日常的な身体活動以下の労作で疲労、動悸、呼吸困難あるいは狭心痛を生じる。
> **NYHA IV 度：** 心疾患のためいかなる身体活動も制限される。
> 　心不全症状や狭心痛が安静時にも存在する。わずかな労作でこれらの症状は増悪する。

い自分で感じているのかを診察時の問診で確認しています。そして確認した内容から NYHA 心機能分類（**表1**）という指標に置き換えて、自覚症状の程度として評価しています。ただし、自覚症状は患者さんの主観的な感覚および表現となってしまうので、実際には客観的に評価することが難しいのです。例えば、心臓弁膜症の病状はゆっくりと進行していくことが多いため、その変化に身体のほうが慣れてしまうことで自覚症状がはっきりしない場合もあります。また、高齢の患者さんでは年齢による体力の低下のせいだと思い込んでしまい、病気による症状と自覚できない場合もあります。患者さんによっては忍耐強いがゆえに医療者側が自覚症状に気づけない場合すらあります。しかし、症状が出るくらい病状が進行してしまうと心臓の機能はかなり低下していることがあり、その時点で治療しても心臓の機能低下が良くならないことがありますので注意が必要です。

診断編：診断には心エコーが必須

第 2 話
診断に必須の心エコー

「山田さん、検査室にお入りください。」

検査室の扉が開いて中から一人の女性スタッフが出てきてタカ子に声を掛けた。髪の毛を後ろで結った清潔感のある白いユニフォームを着た細身の女性だった。待合室で朋子と待っていたタカ子はその女性について静かに検査室へと入っていった。検査室の中は明るく、内覧会で見た心エコー装置はカーテンで仕切られた一つのブースに設置されていた。

「初めまして、こんにちは。私は生理検査技師の会田と言います。今から心エコーの検査をしますので、山田さん、こちらのブースにあるベッドに横になって下さい。」

検査室のブースに置かれていたベッドはまだ新しいもので、上にバスタオルが敷かれていた。タカ子は靴を脱いで仰向けに横たわると、続いて会田に言われるように体ごと左向きになって左腕を上げるような体勢となった。

「今から心エコー検査を始めますね。検査時間は 20 分程度になるかと思います。検査では超音波の画像がよく見えるためのゼリーを塗って進めていきます。何か気になることがあればすぐに言ってください。」

検査が始まってから会田は決まった段取りで手際よくエコーの画像を撮っていたが、最後に医師の柘植を呼びに行き画像を見せながら何か検査情報を伝えているようであった。タカ子は何か病気が見つかったのではないかと少し不安に感じた。

「何か病気が見つかりましたか？」

JCOPY 498-13664

「もう少しよく見たい場所があるので画像を確認させてもらいます。結果は後でお伝えしますね。」

　柘植はタカ子にそのように伝えて引き続き検査を続けた。確認自体には5分もかからずに検査は終了した。

　検査後にタカ子と朋子が待合で待っていると、診察室の扉が開いて柘植がタカ子の名前を呼んだ。

「山田さん、お待たせしました。診察室へお入りください。」

　タカ子と朋子は何か大変なことを知らされるのではないかと不安な表情で診察室へと入った。

「お疲れさまでした。心エコー検査の検査結果をお伝えします。」

「何か病気が見つかったのではないでしょうか？　そのような気がします。」

　タカ子はおそるおそる柘植に訊ねた。

「結論からお伝えしますと、やはり心臓弁膜症がありました。詳しい病名は『大動脈弁狭窄症』と言います。先ほど心臓弁膜症の説明をしましたように、大動脈弁狭窄症は心臓の中で全身に血液を送り出すポンプの役割をはたしている左心室の出口にあたる大動脈弁が開きづらくなってしまう病気です。もちろん重症度が進むと心臓から送り出される血液量が制限されてしまうので、疲れやすさが出たり、動いたときに息切れや呼吸困難となったり、ひどい場合には胸痛や失神してしまったりします。」

「やっぱり病気があったんですね。私はどうしたらよいのでしょうか？」

　タカ子は気になるあまりに先走って質問をしてしまったが、柘植は説明を続けた。

「ご質問のこの大動脈弁狭窄症をどうすればよいかについて、をお

話ししますね。考えなければならないことは2点あります。1つ目は、大動脈弁狭窄症の重症度がどの程度か？という点です。2つ目は、山田さんの疲れやすさの原因ははたして大動脈弁狭窄症でよいのか？という点です。」

「2点あるんですね。心臓弁膜症の重症度は心エコー検査でわかる、と最初の診察のときに仰ってましたよね。先ほどの心エコー検査の結果はいかがだったんでしょうか？」

「そうですね、驚かないでくださいね。心エコーでの重症度の結果をお伝えすると『重症』でした。これは心エコーの複数の指標を基にして決定するのですが、どの指標も重症に当てはまる結果でしたので『重症大動脈弁狭窄症』の診断となるかと思います。」

「そうすると、疲れやすさの原因がこの弁膜症によるということなのでしょうか？」

「実はそうとも限りません。もちろん年齢による筋力低下が原因となることもありますし、肺の病気などそれ以外の病気が潜んでいることもあります。明確な息切れや胸痛などがあれば話は別ですが、疲れやすさについてはその他の原因も含めて客観的に評価していかなければなりません。」

タカ子は疲れやすさの原因が、病気のせいかもしれないということがわかり、ようやく合点がいくような気がした。しかし、その原因をよりはっきりさせたいという思いが新たに生じた。

「疲れやすさを客観的に評価するって、そのようなことは可能なのでしょうか？」

「はい、可能です。運動負荷心エコーという検査があります。この検査では生理的な運動の負荷をかけていきながら、心エコーや心電図や酸素飽和度などをモニターしていきます。この検査により、山田さんの疲れやすさを再現することができるか？　疲れやすさが生じた際

JCOPY 498-13664

はその原因が心臓なのかそれ以外なのか？　を詳細に評価していくことができます。」

「どのような方法でやる検査なのですか？」

「運動負荷の方法はいくつかあるのですが、当クリニックでは臥位エルゴメーターという装置を用いて負荷をかけていきます。さきほどの心エコー検査のベッドの足元にエルゴメーターというエアロバイクのような装置をつけて寝た状態でそれをこいでいきます。ペダルの重さは2分ごとに重くなっていきますので、足の筋肉や心臓に徐々に負荷がかかっていくことになります。山田さんの足の筋力が可能な範囲でやる検査ですから、正しいタイミングで終了すれば非常に安全にできる検査なのです。」

「よくわかりました。是非その検査をやってみたいです。」

タカ子は自分の疲れやすさの原因が明らかになるかもしれない、と期待も混ざった思いで検査を受けることにした。

1週間後の午後にタカ子と朋子は再びクリニックに来ていた。運動負荷心エコーの検査を受けるために待合で待っていた。

「山田さん、今から検査を始めていきます。それではこちらの部屋で運動しやすい格好に着替えてもらってよいですか。」

タカ子は前回と同じ女性技師の会田について検査室に入り、着替えるための部屋に通された。運動負荷心エコーでは運動時に汗をかくため、運動用の着替えが必要であることを予約時に聞いていたので、Tシャツと短パンを持ってきていた。着替えが終了すると、そのまま心エコー装置が置いてあるブースに向かった。心エコーの脇にあったベッドには、足元にエアロバイクのようなペダルのついた装置が新たに設置してあった。

「こちらのベッドに仰向けになって寝てください。血圧計や酸素飽

和度のモニターや心電図のシールなどつけていきます。これらをつけ終わったら、心エコーの画像を撮っていきながら運動負荷を始めていきますね。」

　タカ子は言われるようにベッドに横になると、心電図を撮るための特殊なシールを胸の複数個所につけられた。

　「山田さん、柘植です。山田さんのモニターなどをチェックしながら検査していきますので、安心してくださいね。」

　気がつくと柘植がカーテンの向こうにいて、検査をマネージメントしているようであった。そして、前回の心エコー検査と同じようにプローブを胸に当てながら運動負荷心エコーの検査が始まった。

　「それではペダルをこぎ始めます。このメトロノームの音に合わせたテンポでこいでいってください。最初は軽い負荷からスタートです。それではどうぞ。」

　会田にうながされるままにタカ子はペダルをこぎ始めた。最初のステージは非常に軽くて問題なくこげていった。

　「あと10秒で2つ目のステージになります。少し重くなっていきますので、リズムから遅れないようにペダルをこいでいってください。」

　2つ目のステージも問題なくリズム通りにペダルをこいでいけたが、3つ目のステージでは、タカ子は犬の散歩時と同じような疲れやすさが生じてきて、力強く踏み込まないとリズムに遅れてくるようであった。

　「山田さん、胸の症状はいかがでしょうか？　徐々にこぐテンポが遅れてきています。今、しんどさなどはありますか？」

　「徐々に疲れやすさが出てきていますが、もう少し頑張ります。」

　そうは言ったものの、タカ子は徐々に息切れが強くなり、肩で呼吸していることに気がついた。そして、30秒もすると足に力が入らな

JCOPY 498-13664

くなってしまい、3つ目のステージの1分程度たった時点からペダルをこぐテンポから大きく遅れてきてしまった。

「それでは負荷を終了します。山田さん、お疲れさまでした。」

カーテン越しに柘植の声が聞こえた。検査自体は10分もかからずに終了したが、タカ子は自分が思っているよりも早く運動による疲れやすさが出ることを実感することができた。

検査が終了して、タカ子は待合室で朋子の隣に戻った。

「お母さんどうだった？　やっぱり運動負荷まですると疲れやすさとか息切れの症状はあった？」

「なんだか自分が思っていたよりも早く疲れてしまって、思うように足が動かなくなってきたの。あと最後には呼吸も大きくなっちゃって、これが症状なのかもしれないね。」

このようなやり取りをしていると診察室の扉が開いて、柘植がタカ子と朋子を中に招き入れた。

「山田さん、大変お疲れさまでした。運動の負荷はいかがでしたか？　結構大変だったのではないですか？」

「ええ、そうなんです。最後のほうは息が切れてしまって、苦しくなって思うように足が動かなくなりました。先生が仰られたようにこれが症状なのかもしれません。」

「そうですね、今回の検査でわかったことをお伝えします。お聞きするかぎり、山田さんはもともと年齢のわりに運動されていたと思うのですが、今回の検査では階段の上り下りに相当する5メッツ（※メッツとは、消費エネルギーをもとにした運動強度を示す単位）程度で運動が終了しています。このことを考えると想定される山田さんの運動能力から比べて現在の運動耐用能は低下していると考えられます。また、その程度の運動にもかかわらず、最後のほうに息が苦しく

なって肩で呼吸していたのも明確な症状と考えてよさそうです。このことは心エコー検査からも客観的な所見として確認できました。つまり、心臓が症状の原因であることが明確になったということになります。以上を総合的に考えると、山田さんは症状のある重度大動脈弁狭窄症というような診断になるかと思います。」

タカ子と朋子は、やはりそうだったかという納得の表情で静かに聞いていた。

「自分自身でも検査で自転車をこいでいて、なんとなくわかったんです。思ったよりも疲れやすくて、以前のように足に力が入らなくて。今回の運動の検査をしたことによって、疲れやすさの原因として病気が影響していることがわかったので、何かすっきりした感じがします。しかし、この症状の原因が心臓弁膜症であった場合、その次はどうすればよいのでしょうか？」

タカ子はすっきりした反面、さらにその先の話が聞きたくなった。

「この大動脈弁狭窄症という病気により症状が出てきた場合、薬で良くなることはないので、治療方針としては遅かれ早かれ手術やカテーテル治療が必要になることがほとんどです。それ以外にも、もちろんしばらく症状の経過をみるという方針もあります。ただし今回は、運動負荷心エコーでわかった結果をもとに治療の選択肢についてお伝えしたばかりですので、この場で早急に治療方針を決定ができるとは思いません。山田さんの今後に関する非常に重大なことなので、是非ご家族も含めて十分に話し合いをしてみてください。」

「わかりました。母は来月 80 歳となるのですが、治療をするとした場合でも年齢による影響が心配です。大丈夫なのでしょうか？」

聞いていたタカ子の脇で朋子が不安そうに柘植に確認した。

「お気持ちはよくわかります。手術は古典的な治療方法ですが、事前に十分な術前評価をして臨めば、80 歳以上の高齢な方であっても

JCOPY 498-13664

無治療のままよりもメリットが多いことがわかっています。

　また、カテーテル治療は最近出てきた低侵襲な治療方法ですが、日本での治療情報も徐々に集まってきており、80歳以上の高齢な方であっても手術と同程度以上の良好な治療成績があることがわかってきています。治療に向いていない明らかな条件がなければ、山田さんにはカテーテル治療が選択できる可能性があります。」

　「わかりました。母の意見も含めて家族でよく話し合ってみます。それからまた方針を相談させてもらってもよろしいでしょうか。」

　「もちろんです。それでは、2週間後に一度外来の予定を入れておきましょう。そのときに山田さんご本人やご家族のご意見を教えて下さい。」

　診察室を出たタカ子と朋子は、原因がわかったという安堵感とこの先にある治療の不安が混ざって、同時にため息をついた。

（つづきは 74 ページ「第 3 話」）

- ☑ 心臓弁膜症を疑うきっかけは、身体診察での聴診や心電図、血液検査での異常です。
- ☑ 心臓弁膜症を疑った場合、診断を確定するには心エコーが必須です。
- ☑ 心臓弁膜症の評価は経験豊富な心エコー専門医がいる施設で確認すべきです。

心臓弁膜症を疑うきっかけ

　心臓弁膜症を疑うきっかけは、健康診断や人間ドックの身体診察で聴取された心雑音や心電図検査での異常所見です[1]。また、血液検査がきっかけとなる場合もあります。ただし心臓弁膜症に関係するのは、BNP（ヒト脳性ナトリウム利尿ペプチド）あるいは NT-proBNP（N 末端プロ脳性ナトリウム利尿ペプチド）という心臓にかかる負担の程度を評価する特殊な項目です。この項目は、一般的な健康診断や心疾患を疑っていない場合ではチェックされることはありません。

　また、動いたときの息切れや疲れやすさなど自覚症状が出現してから、循環器内科の外来を受診して心臓弁膜症の診断にいたることもあります。しかし、そのように直接、循環器内科を受診するケースは決して多いわけではなく、手術にいたるような重症な心臓弁膜症の患者さんでさえも、約半数は無症状か軽微な症状であったことが過去の報告からわかっています[1,2]。

心エコーが必須です

　心臓弁膜症が疑われたら、次にどのような検査が必要となるのでしょうか。それは心エコー検査（心臓超音波検査）です。心臓弁膜症を診断するためには心エコーが必須であり、これは心臓弁膜症のガイドラインでも明記されています[3]。超音波とは人間の耳には聞こえない高い振動数を持つ音波のことであり、心エコーは超音波を用いて心臓をリアルタイムに画像化する検査のことです。胸に当てた探触子（プローブ）から超音波を投入する心エコー（経胸壁心エコー、図 1）は、心臓の動きや大きさ、心臓弁の状態、血液の流れなどを観察することが可能であり、心臓弁膜症の診断やその原因や重症度などを詳細に評価するために最も重要な検査となります。心エコーの特筆すべき利点として、高い安全性（放射線の被ばくはありません）、無侵襲、その他の画像検査より安価であること（2020 年 6 月現在、1 割負担で 880 円、3 割負担で 2,640 円）、画像描出の即時性などがあげられ

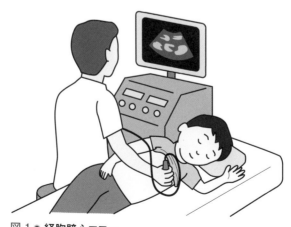

図 1 ● 経胸壁心エコー

ます。つまり、患者さんの負担が少なく、何度でも繰り返して施行することができます。このように、心エコーは安全性やコストパフォーマンスが非常に高い検査なのです。

心エコー専門医のいる施設で検査しよう

　しかし、心エコーには注意すべき点があります。それはどこの医療機関で心エコーを施行しても検査費用は同じですが、その検査結果や解釈がまったく異なるものになる可能性がある点です。ただし、心臓弁膜症の経験豊富な心エコー専門医が心エコー診断を行っている施設であればそのような問題は生じません。そのような施設で行われた心エコーであれば、検査結果に心エコー専門医の“お墨付き”がつくことになります。なお、ここで言う「心エコー専門医」としての資格として、（社）日本超音波医学会が認定している『超音波専門医（循環器領域）』が参考となります（みなさんの都道府県の超音波専門医は、「公益社団法人 日本超音波医学会ホームページ」→「超音波専門医制度委員会」→「超音波専門医一覧」[https://www.jsum.or.jp/capacity/fjsum/pdf/fjsumlist.pdf] で確認できます。右の QR コードでアクセス可能）。もし心臓弁膜症を疑われているなら、心臓弁膜症の経験豊富な超音波専門医が循環器内科に所属している施設で心エコー検査を受けることをお勧めします。

JCOPY 498-13664

2 心エコーの方法と画像の見方

☑ 心エコー検査とは超音波によって心臓を描出し、血流や波形も評価できる検査です。

☑ 経胸壁心エコーには基本断面があり、決まった流れで心臓の各パーツを観察します。

☑ 基本断面のひとつである左室長軸像では、左心室と大動脈弁、僧帽弁を同時に観察できます。

　心エコー検査（経胸壁）は痛みを伴わずに簡便に行うことができる画像検査で、前述のように超音波が発生するプローブを胸壁に当てて心臓の中の構造（左心室、左心房、大動脈、僧帽弁、大動脈弁など）や動きを観察することができます。基本的な心臓の断面像を得られるのが「Bモード」という描出法です。さらに心臓内の血流を測定する場合に用いる方法を「ドプラ法」と言います。血流の方向性を赤や青色でカラー表示したり（カラードプラ）、それぞれの場所における血流速度や血流方向を調べたりすることができます（連続波ドプラ、パルスドプラ）。また、心エコーで得られた波形や速度を用いて、狭窄した心臓弁の狭窄度を計算したり、逆流している血液量を計算したりすることができるため、これらが心臓弁膜症の重症度を決める根拠となります。

心エコー検査（経胸壁）の方法 (図2)

① 上半身裸になり、検査ベッドに左側を下にして横になります。これは、心臓をできるだけ探触子に近づけるためです。また同時に、胸

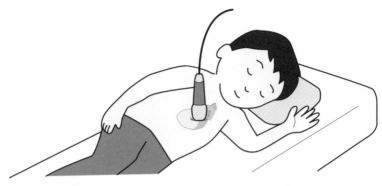

図2 ● 経胸壁心エコー

　に心電図モニターをつけて心臓の拍動タイミングをチェックします。
② 胸部に超音波を出す探触子（プローブ）を当てて、いろいろな方向
　から心臓を観察します。この際、超音波を通しやすくするためにエ
　コーゼリーを塗ります。
③ 肺や骨によって画像が見えづらくなることがあるため、呼吸の調節
　が必要な場合があります。また、画像を記録する際には、繰り返し
　息止めが必要となります。経胸壁心エコーにかかる検査時間は30
　分前後ですが、病気の種類や患者さんの状態などよって変わること
　があります。

心エコー画像の見方

　心エコーを読み進めていくためには、まず基本断面で撮った画像を
決まった流れでそれぞれ評価すべきポイントを見ていきます。基本断
面のなかで左室長軸像は特に重要な断面です（図3）。左室長軸像で
チェックするときには、まずBモードでそれぞれの評価ポイントを
チェックしたのちに、カラードプラを用いてさらに評価を進めます。
Bモードで評価するポイントは、左心室の大きさや動き方、心筋の厚

JCOPY 498-13664

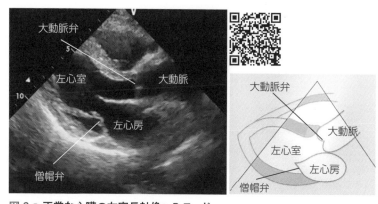

図3 ● 正常な心臓の左室長軸像： B モード
※ QR コードで動画サイトにアクセスし、確認することができます。

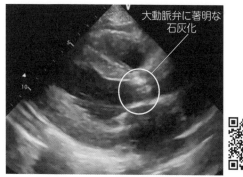

図4 ● 大動脈弁狭窄症の左室長軸像： B モード

さ、大動脈弁や僧帽弁の形や動きです。またカラードプラでは心臓弁や心臓内に異常な血流がないかを確認します。大動脈弁や僧帽弁について、形や動きに異常がある場合（図4）や異常な血流がある場合（図5）、さらに連続波ドプラやパルスドプラを使って評価を進めていくことになります。左室長軸像以外にも様々な基本断面があります

61

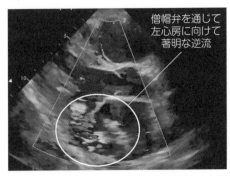

僧帽弁を通じて
左心房に向けて
著明な逆流

図 5 ● 僧帽弁閉鎖不全症の左室長軸像: カラードプラ

　が、やや専門的になってしまうためこの本ではここまでとしておきます。

　心エコー画像に見慣れてくると、基本断面で「なにかおかしい」と感じたら、その異常の原因がなにかを想定して自分の知識の中にある疾患や病態を考えます。そのためには基本断面以外の画像も含めて様々なエコー所見をチェックして診断を進めていきます。そして、基本断面で感じた「なにかおかしい」の原因が解明できたときに最終的な心エコー診断が完成します。心エコー専門医はこのような画像の解釈をスムーズに行うことができるため、より病気の見落としが少なくなります。

JCOPY 498-13664

3 さらに詳細な評価が必要です

- ☑ 心臓弁膜症の重症度は心エコーを用いて分類します。
- ☑ 心エコー専門医が重症度評価に関わっているかを確認してください。
- ☑ 運動負荷心エコーによって症状を客観的に評価することができます。
- ☑ ドブタミン負荷心エコーでは血行動態を変化させて大動脈弁狭窄症の評価をします。
- ☑ 経食道心エコーは手術やカテーテル治療をする前の詳細な評価として有用です。

重症度を知る

　もし、あなたが心臓弁膜症であると診断されたら、次にすべきことはその弁膜症の重症度（病気の程度）を知ることです。心臓弁膜症の診断をするためには心エコーが必須ですが、同時に心エコーでは重症度も評価することができます。前述のように心エコーでは超音波を用いて心臓を画像化するだけでなく、ドプラ法という特殊な技術を駆使して血液の動きを可視化したり血流の速度を計測したりすることができます。弁膜症の重症度評価はこの心エコー技術を基にして決められています。

　弁膜症の重症度は、「重症」「中等症」「軽症」「軽症未満」の4段階に分類されます。手術などの侵襲的治療の適応となるのは症状を生じた重症弁膜症となりますが、中等症の弁膜症であっても症状や心臓の状態によっては治療を検討する場合があります。心臓弁膜症の重症度は侵襲的治療を考えるうえで大変重要な指標ですが、心臓弁膜症の

経験豊富な心エコー専門医が画像をチェックしているかどうかが重要なポイントとなります。心臓弁膜症の重症度は単一の指標で機械的に決められるわけではなく、さまざまな指標をもとにして総合的に判断しているのです。そのため、経験が豊富な心エコー専門医が重症度を評価すれば、その精度が保証されたことになります。

　重症度を評価するうえで、評価項目の結果の判断に困ることがあります。ある項目では重症で別の項目では中等症だとした場合、重症度を明言することができなくなってしまいます。そのようなときには追加の情報を得るために「ドブタミン負荷心エコー」を行うことがあります。これによって、より詳細な重症度評価が可能となります。

ドブタミン負荷心エコー

　ドブタミン負荷心エコーではドブタミンという薬物を用いて、その投与量を変化させていきながら、経過を心エコーで評価する検査です。ドブタミンによって心臓の活動性が変化するため、それによる評価項目の変化を見ることができるのです。しかし、ドブタミンを投与すると心臓の活動性が上がるので、ドキドキする動悸感や胸の違和感を感じる可能性があります。薬物を投与するため生理的ではありませんが、血圧や脈拍や酸素の濃度などをモニターしながら検査するため、患者さんの急な変化にもすぐ気がつくことができて安全に施行することができます。

症状を評価する

　次に、治療方針を決めるために重要なのは、心臓弁膜症の重症度に加えて、患者さんの症状を評価することです。しかし、第1章で述べたように、患者さんの問診のみで評価することは大変難しいのです。心臓弁膜症は高齢者に多い病気ですので、本人や家族は筋力低下による息切れと思ってしまい症状と考えていないためです。そこで運

JCOPY 498-13664

動負荷検査を行うことで、心臓弁膜症の症状を客観的に評価すること
ができます。一般的な運動負荷検査は「運動負荷心電図」というもの
ですが、この検査では心臓弁膜症に関する情報量が少ないため、検査
として不十分となることがしばしばです。また、運動負荷の種類や心
臓弁膜症の種類によっては、安全に検査を施行できないというデメ
リットもあります。一方、「運動負荷心エコー」を行うことができれ
ば、心臓弁膜症の症状を安全に客観的に評価することができます。

運動負荷心エコー

運動負荷心エコーでは、エルゴメーター（図6）というトレーニン
グジムにあるエアロバイクを臥位にした装置や、トレッドミル（図
7）というランニングマシーンのような装置を使って患者さんに運動
をしてもらい、その運動前後や運動中の症状を確認しながら、その経
過を心電図や心エコーなどで評価していく検査です。運動時の息切れ
や胸部症状を他覚的に確認することができますし、もし症状があった
場合にその原因となる心臓弁膜症や心臓にかかる負荷を客観的に評価

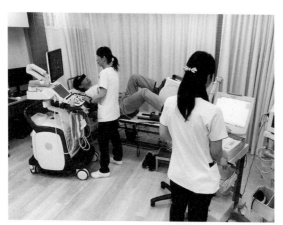

図6 ● 臥位エルゴメーターによる運動負荷心エコー
東京心臓血管・内科クリニックでの検査風景。

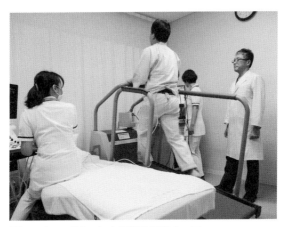

図 7 ● トレッドミルによる運動負荷心エコー
東京ベイ・浦安市川医療センターでの検査風景（撮影協力：
渡辺弘之先生）。

することができます。

　この検査は所要時間が 30 分程度で、検査前の準備は少ないため、外来で施行することができます。また、終わったあともとくに経過観察は必要ありません。この検査では、普段している運動と同じかそれよりもやや強い程度の生理的な負荷をかけて血圧や脈拍や酸素の濃度などをモニターしていますので、患者さんの急な変化にもすぐ気がつくことができて安全に施行することができます。とくに心臓弁膜症に対しては 2020 年に日本循環器学会から発表された「弁膜症治療のガイドライン」で適応が決められたため（**表 1**）、心臓弁膜症の診療において重要な検査と考えることができます。

　もし症状がご自分でも判断がつかない場合や症状があるかどうかもわからない場合、まずは心臓弁膜症に対する運動負荷心エコーを行っている施設にご相談することをお勧めします。

表1 ● 弁膜症に対する負荷心エコー図検査の推奨とエビデンスレベル

			推奨クラス	エビデンスレベル
M R	慢性一次性 MR	重症だが無症状の症例、または症状を有するも MR が重症とは診断されない中等症症例において、運動負荷時の症状の有無、収縮期肺動脈圧の変化、および左室機能の変化を評価する目的で行う運動負荷心エコー図検査	IIa	C
	二次性 MR	重症だが無症状の症例、または症状を有するも MR が重症とは診断されない中等症症例において、症状、労作誘発性 MR の重症度、および収縮期肺動脈圧の上昇を評価し、病態把握および僧帽弁手術の適応を検討する目的での運動負荷心エコー図検査	IIa	C
M S		安静時のドプラ心エコー所見と臨床症状との間に乖離がある場合、僧帽弁 mPG および肺動脈圧の反応を評価する目的で行う運動負荷心エコー図検査	IIa	C
A S	無症候性重症 AS	無症状であることの確認、運動時の血行動態反応の評価、またはその後の心事故のリスク層別化を目的として行う運動負荷心エコー図検査	IIa	B
	LVEF<50%の低流量低圧較差 AS	1) 真の重症 AS と偽性重症 AS との鑑別、および 2) 収縮予備能の確認を目的として行う低容量ドブタミン負荷心エコー図検査	IIa	B
A R		重症度と症状が乖離する場合の血行動態・左室収縮予備能の評価を目的として行う運動負荷心エコー図検査	IIb	C

［日本循環器学会/日本胸部外科学会/日本血管外科学会/日本心臓血管外科学会. 2020 年改訂版 弁膜症治療のガイドライン. https://www.j-circ.or.jp/cms/wp-content/uploads/2020/04/JCS2020_Izumi-Eishi.pdf（2020 年 12 月閲覧）］

MR: 僧帽弁閉鎖不全症，MS: 僧帽弁狭窄症，AS: 大動脈弁狭窄症，AR: 大動脈弁閉鎖不全症，mPG: 平均圧較差

［推奨クラス］クラスIIa: エビデンス・見解から有用・有効である可能性が高い。
　　　　　　クラスIIb: エビデンス・見解から有用性・有効性がそれほど確立されていない。
［エビデンスレベル］レベル B: 単一のランダム化介入臨床試験、または大規模なランダム化介入でない臨床試験で実証されたもの。
　　　　　　　　　レベル C: 専門家および/または小規模臨床試験（後ろ向き試験および登録研究を含む）で意見が一致したもの。

形や動きを詳しくチェックする

　もし心臓弁膜症の原因が不明な場合では、さらに詳細に心臓弁膜症の形や動きをチェックする必要があります。例えば、僧帽弁閉鎖不全症であれば、「どのような機序で逆流しているのか？」「弁尖は逸脱しているのか？」「どの部位に病変があるのか？」などの情報についてです。この情報は重症度を決めたり、今後の治療方針を決めたりするうえで非常に重要になります。

　経胸壁心エコーは胸壁からエコーを当てるため、骨や肺の影響で画質が低下する可能性があります。画質の問題で心臓弁膜症の形や動きを十分に評価できない場合、次に考慮するのは「経食道心エコー」です。

経食道心エコー

　胸に探触子（プローブ）を当てて超音波を投入する心エコーで十分に評価ができない場合、胃カメラのような細長いプローブを口から飲み込んでもらい（図8A）、食道から超音波を投入するのが経食道心

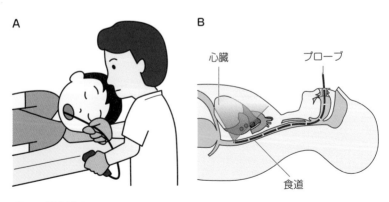

図8 ● 経食道心エコー

エコー検査です（図8B）。この経食道心エコーを施行する目的は、詳細な心臓血管の形態を評価することによって、治療方針や方法を詳細に決定することです。

　この検査の所要時間は30分程度で、外来で施行することもできます。起きた状態でプローブを飲み込むのは大変つらいため、点滴で鎮静剤を投与して軽く眠った状態で検査を行うことが多いです。この検査自体は安全な検査ではありますが、合併症（**表2**）がまれに生じる可能性がありますので、同意書（図9）を確認してもらってから検査をすることが一般的です。

表2 ● 経食道心エコーの合併症

合併症	経食道心エコー
全合併症率	0.18～2.8%
死亡率	<0.01～0.02%
重篤な合併症	0.2%
大出血	<0.01%
食道穿孔	<0.01%
心不全	0.05%
不整脈	0.06～0.3%
気管挿管	0.02%
気管挿管チューブの位置ずれ	
喉頭痙攣	0.14%
気管支痙攣	0.06～0.07%
嚥下障害	1.8%
小出血	0.01～0.2%
重度の嚥下痛	
嗄声	12%
口唇損傷	13%
歯損傷	0.1%

（Hahn RT, et al. J Am Soc Echocardiogr. 2013; 26: 921-64 より一部引用・改変）

経食道エコーに関する同意書

□副作用・合併症を予測するための質問にお答えください。

　経食道エコー検査は基本的に安全な検査ですが、食道へ超音波プローブ(探触子)を挿入することで、合併症を生じる可能性があります。また、食道疾患、肝疾患(肝硬変)のある方は検査を行えない場合があります。

　副作用・合併症の予測のため、以下の質問にお答えください。

　また、該当する方は主治医およびエコー室の担当医にお知らせください。

1. これまでに経食道エコー検査を受けたことがありますか？　　　　　　　　　　　ある・ない
　あると答えた方への質問
　1)その際、何か問題がありましたか？　　　　　　　　　　　　　　　　　　　　ある・ない
　2)問題があった場合、どのような症状がありましたか？
　　吐き気・喉の違和感・出血・血圧低下・その他(　　　　　　　　)
2. これまでに上部消化管内視鏡検査(胃カメラ)を受けたことがありますか？　　　　ある・ない
　あると答えた方への質問
　1)その際、何か問題がありましたか？　　　　　　　　　　　　　　　　　　　　ある・ない
　2)問題があった場合、どのような症状がありましたか？
　　吐き気・喉の違和感・出血・血圧低下・その他(　　　　　　　　)
3. 食道疾患(食道静脈瘤・食道腫瘍など)や、食道・胃の手術後、頚部・胸部への放射線治療後、肝疾患(肝硬変)にあてはまるものがありますか？　　　　　　　　　　　　　　　　　ある・ない
4. 薬物(とくに局所麻酔薬)にアレルギー(じんましんなど)がありますか？　　　　ある・ない
5. 食べ物(とくにキウイ、アボカド、マンゴーなど)や天然ゴム製品(ゴム手袋など)でかゆみやじんましんが出たことがありますか？　　　　　　　　　　　　　　　　　　　　　　　　ある・ない

　以上の説明をご理解いただけたら、下記に署名をお願いします。

　私は、今回の経食道エコー検査の必要性、方法、合併症に関して、主治医(　　　　　　科医師

氏名　　　　　　　　　　)より十分な説明を受け、本説明書・同意書の内容と主治医の説明を理解

しましたので、平成　　年　　月　　日に経食道エコー検査を実施することに同意します。

○○○○××××　殿

　　　　　　　　　　　　　　　　　　　　令和　　年　　月　　日

　　　　　　患者氏名＿＿＿＿＿＿＿＿＿＿＿＿＿＿＿＿

　　　　　　保護者・代理人氏名＿＿＿＿＿＿＿＿＿＿＿＿

図9● 経食道心エコーの同意書

JCOPY 498-13664

4 定期的な心エコーの重要性

> ☑ 心臓弁膜症と言われても、必ずしも侵襲的治療が必要なわけ
> ではありません。
> ☑ 心エコーで経時的な検査・診療を続けることが大事です。
> ☑ 心臓の状態が悪化していく場合は治療が必要となることがあ
> ります。

定期的な検査が重要

　心臓弁膜症と言われた場合、必ずしも最初から侵襲的治療が必要と
なるわけではありません。心臓弁膜症の重症度や症状から治療方針を
決めていますが、もし症状がない場合は多くの患者さんにおいて数か
月〜1年ごと（患者さんの重症度や病態によって異なります）に、身
体所見や血液検査、レントゲン、心電図・心エコーで検査をしていく
必要があります。

　この経過観察が必要な理由は2つあります。まず、心臓弁膜症に
おいて症状が出現するタイミングや病態が悪化する時期を事前に予測
することは、非常に困難であるからです。もし、中等症以上の心臓弁
膜症の患者さんが定期的に診察を受けない状況が続いてしまった場
合、症状が悪化したときには治療が手遅れとなってしまうこともあり
ますので注意が必要です。

　次に、症状が出現するまでの間に、心臓や肺にダメージを与えてし
まう可能性があるため、症状がなくても慎重に病態を把握する必要が
あるからです。もし定期的に心エコーで検査をしない場合、患者さん
が症状のみで自身の変化に気づくことは非常に困難であり、症状が実

際に出現したときにはすでに手遅れとなっていることすらあります。

どのくらいの期間ごとに、何を評価する？

　心臓弁膜症では心エコーで定期的に検査すべきであることが心臓弁膜症のガイドラインにも明記されており、とくに米国のガイドラインではそのフォローアップの間隔についての記載もされています[3]。心臓弁膜症が軽症の方を定期的に診察する場合は1年あるいはそれ以上の間隔でも構いませんが、中等症の患者さんに対しては1年ごと、重症の患者さんであれば状態に合わせて1〜6か月ごとのかなり慎重な評価が要されます[3]。それでは、定期的な心エコーでの検査は何を評価しているのでしょうか。その答えは、心臓弁膜症をきたしている心臓弁の形や動き、重症度の経時的な変化についてです。これは、心臓弁膜症の種類によってその後の経過が異なっていることが知られており、また心臓の拡大や心機能への影響も変わってくるからです。

　心臓弁膜症を定期的に経過観察しているなかで、新たな症状が出現した場合は手術などの侵襲的な治療が必要となる可能性が高いです。また、症状が出現していなかったとしても心機能の低下や重症度の進行具合によって、侵襲的治療が適応となる場合があります。もし症状や重症度の判断に困る状況であれば、前述のように運動負荷心エコーや経食道心エコーを施行して、さらなる情報を追加すべきです。いずれにしても、侵襲的な治療を行うかどうかは、最終的には本人も含めて慎重に決定すべき重要なことですので、治療方針に患者さんが本当に納得できているかが最も大事なことなのです。

CHAPTER 3

紹介編：紹介状のギモン

第 3 話
紹介状ってナンダ

　2週間後にタカ子と朋子は再びクリニックに来ていた。

　「先生、治療を考えたいと思います。この2週間の間、少し症状を意識して生活してみたんです。やはり犬の散歩で家の近くにある坂道を歩くと同じような息切れがでましたし、前回クリニックから帰るときの駅の階段ではかなりしんどかったです。第一、このまま病気が原因で動けなくなっていくというのが心配なんです。元気な今のうちに治療をしておいたほうが良いのではないか、と家族とも話しました。」

　「わかりました。それでは治療を考えていく方針としましょう。治療をするためには当然、手術やカテーテル治療ができる施設に依頼することになります。そのためには紹介状を書く必要があるのです。」

　「紹介状って言葉を聞いたことはありますが詳しくはわかりませんし、私には治療を考えるのにどこの施設が良いのかもわからないのですが…。最近見た雑誌で良い病院ランキングみたいなものがありましたが、そこに出ている施設とか、テレビや雑誌で名医として紹介されている先生のいる施設が良いのでしょうか？」

　「紹介状というのは、患者さんの現在までの状況や診断を提示し、さらに紹介先で何をしてほしいのかを手紙にしたものです。手術などの高度な治療を依頼するときに作成する場合もありますし、転居などに伴って治療の継続を依頼する場合もあります。もちろん、患者さんと相談のうえで御希望の施設や先生に紹介することはできます。しかし、雑誌やテレビやインターネットなど一般に出回っている情報には注意が必要なのです。手術数など事実に基づいた情報は参考になることもありますが、大雑把な分類なのでそれだけで本当に治療する手術

JCOPY 498-13664

を得意としているのかはわかりません。それぞれの施設には病気ごとの治療内容に得手不得手がある場合もありますので、よく吟味する必要があるのです。また、週刊誌などで『名医』として紹介されている情報をうのみにしてはいけません。雑誌には"記事広告"といって、記事のスタイルをとった広告が掲載されていることすらあります。」

「それではますますわからなくなりました。どのように施設を選べば良いのでしょうか？」

「紹介元の先生がその分野の治療に精通している場合は、その先生の知っている情報は重要だと思います。私が心臓弁膜症の患者さんを紹介する場合、以下の3つの条件を満たす施設で選んでいます。1つ目は心臓弁膜症に対する治療の選択肢を複数持っている施設、2つ目はハートチームが機能している施設、3つ目は心エコー専門医が在籍している施設です。」

「それぞれどのような意味があるのでしょうか？」

「最近、心臓弁膜症の治療はとくに進歩してきており、手術やカテーテル治療などさまざまな治療が選択できるようになってきました。しかも、同じ手術やカテーテル治療であっても、切開する位置や方法の違いなど多くの選択ができるのです。それぞれの患者さんには患者さんごとの特徴がありますので、治療の選択肢が多いほうが最適な治療を選択できることなります。また、治療の選択肢が多い施設ではハートチームが機能している必要があります。ハートチームというのは心臓外科医はもちろん、循環器内科医や心エコー医や麻酔科医、さらには看護師や技師なども含んだ大所帯です。仮に本当に腕の立つ外科医がいたとしても、1人では診断も、手術も、術後管理もできません。個人のスキルは当然重要ですが、やはり最終的に大切なのはチーム力です。実力のある人たちが集まって、チームとして円滑に機能することが良い結果を生むのです。また、心臓弁膜症の手術をする

場合、心エコー専門医が常勤として在籍していることも必須と思います。心臓弁膜症においては今回の山田さんのように、病気の診断だけではなく、その重症度の評価や症状の評価まで踏み込む必要がある場合が多いです。とくに手術中の心エコー評価は当然ですが、治療の前後であっても、施設内に心エコー専門医がいないとその判断が大変あいまいになってしまいます。」

「なるほど、よくわかりました。そのような情報は一般の雑誌やインターネットなどでは知ることができませんでした。やはり心臓弁膜症の治療について理解している先生でないとなかなかわからないですよね。それでは先生が先ほどの3つを満たしていると考える施設はどちらになりますか？」

「はい、近隣で言えばA病院とB病院になるかと思います。どちらの施設も同じように大動脈弁狭窄症に対する治療の選択肢が多いですし、ハートチームや心エコー専門医がしっかりとしていると思います。とくに手術やカテーテル治療をする先生や心エコーの先生に関しましてもそれぞれ私もよく存じ上げていますから安心していただけるかと思います。山田さんがご希望の施設に紹介状を作成します。」

「それではB病院を希望します。B病院は家からも近くて、以前家族が病気になったときに行って良い印象を持っています。」

「わかりました。それではB病院の駒込先生宛に紹介状を作成します。駒込先生は以前一緒に仕事をしていたことがあって、大動脈弁狭窄症の治療の選択肢をたくさん持っています。またB病院のハートチームはそれぞれのスタッフもよく機能していますし、心エコー専門医も私の後輩で安心できる先生です。紹介状は数日で準備いたしますから、また受付に取りに来てください。駒込先生には私から伝えておきます。B病院の駒込先生の外来予約は事前に電話でしておいてください。」

JCOPY 498-13664

「大変ありがとうございました。それでは紹介状を持って駒込先生にご相談してきます。」

（つづきは 90 ページ「第 4 話」）

> ☑ 紹介状は、患者さんを適切に診療してもらうための重要な書類です。
> ☑ 紹介状を書く目的は、他の医療施設に高度な検査・治療を依頼したり診療の継続をお願いしたりするためです。
> ☑ 紹介状があることにより大病院や専門施設の受診費を軽減できます。

　ある医療施設の医師から他医療施設の医師へ患者さんを託すときに添えられる手紙を、「紹介状」と呼びます。通常では厳重に封がされているため、どのような内容になっているのか気になる人も多いと思います。この紹介状という言葉のイメージから、「うちの患者さんをよろしくお願いします」という程度の簡単な手紙のように思うかもしれませんが、実際の紹介状の役割はそれだけにとどまりません。さまざまな目的や情報を含んだ非常に重要な書類なのです。ここでは、紹介状の目的や中身や、患者さんが得られるメリットについて説明します。

なぜ紹介状を作成するの？

　まず医師が紹介状を作成するのは何のためなのでしょうか。この理由は大きく3つあります。

　1つ目は、専門施設や高度医療施設に対してより詳細な検査や高度な治療を依頼するためです。もしあなたが心臓弁膜症と指摘された場合、より精密な検査をして詳細な評価から方針を決めたいと考えるでしょう。また、手術が必要となった場合、より腕の良い心臓血管外科

医に治療してもらいたいと願うはずです。本邦では紹介状があれば、同じ費用で心エコー専門医に詳細な重症度や症状の評価をしてもらうことが可能ですし、同じ費用でより腕の良い心臓血管外科医に手術してもらうことができるのです。

　紹介状を作成する2つ目の理由は、治療が終わって状態が安定した患者さんを紹介元の施設や術後アフターケアの専門施設で引き続き診療してもらうためです。例えば、手術を受けたあとの患者さんの多くが、新たな手術を必要としない状態であっても専門施設や高度医療施設の外来にとどまってしまった場合、その施設の外来はしまいにはパンクしてしまいます。つまり、新たに手術を受けたい患者さんが受診できなくなってしまいます。そのため、手術後の安定した患者さんはもともと紹介したかかりつけ医や術後アフターケアの経験が豊富な医療施設などにそのまま診療を引き継ぐ必要性が出てきます。紹介状を作成することによって、今回どのような治療をしたのか、現在どのような内服をしているのか、などの情報を引き継ぐことができるのです。

　最後の3つ目の理由は、転居や転勤などを理由として受診を継続することが困難となった患者さんを新たな施設に引き継ぐためです。もしあなたが治療している病気があって転居後に紹介状を持たずに医療施設に行った場合、問診や検査などの診療はゼロからのスタートになってしまいます。とくに心臓弁膜症のように専門的な診療が必要な病気であれば、それまでの経過や以前の症状や重症度など確認しておきたい情報はたくさんあります。そのため、紹介状を作成することによってできるだけ以前の情報を共有することで不必要な検査などを抑えることができます。

紹介状には何が書かれているの？

　次に紹介状の内容について説明していきます。紹介状の正式名称は「診療情報提供書」と言い、当該患者さんの個人情報、診断したあるいは疑っている病気の名前、紹介目的、既往歴（過去の病歴）、今回の治療や検査の経過などを記載していきます（図1）。また、その患者さんの病状をより具体的に詳細に伝えるために、心臓弁膜症であれば心エコーを含む検査画像のデータ情報や心電図や血液検査結果などが別に添付されることも多いです。多くの場合、紹介元のクリニックや病院にある既存の書式で医師が作成していますが、とくに書式にルールはないため紹介状の目的を満たす形式であればどのような書類でも問題はありません。

患者さんにとってのメリット

　紹介状を作成することによって患者さんが得られるメリットとして、紹介先の外来を受診するときに診療の時間が短くなることがあげられます。とくに難しい病気を診断するときや治療が必要なときには様々な検査が必要となります。紹介状によって、すでにどこまでの検査を行ったか、どこまで診療したかを医師同士で情報を共有することができるため、診断や治療までの時間を短縮することができます。これは患者さんがすでに症状を有していたり、速やかに治療が必要な状況であったりする場合には特に大きなメリットとなります。

　また、紹介状によって大病院や特定機能病院の診療にかかる費用を軽減することができます。紹介状がなくてもこれらの施設に受診することはできますが、その場合は「選定療養費」という名目で各病院が定めた額を支払う必要があります（現在、2016年の健康保険法改定に伴い、多くの施設で5千円以上を徴収している状況です）。もし以

JCOPY 498-13664

2019 年×月××日

診 療 情 報 提 供 書

①紹介先 医師の宛先

紹介先医療機関名：国家公務員共済組合連合会 虎の門病院

担当医師：心臓血管外科　田端　実　先生　御机下

②紹介先 医師の情報

〒103-0013 東京都中央区日本橋人形町 1-7-7
笠原ビルディング 3F
東京心臓血管・内科クリニック
電話番号：03-5641-1177　FAX：03-5641-1178
医師氏名：柴山 謙太郎　印

患者氏名：×× ××（×××× ××××）様　　性別：　男　　**③患者さんの個人情報**

患者住所：〒××××-×××× 東京都中央区×××××××××

電話番号：03-1234-5678

生年月日：19××年×月××日（××歳）　職業：×××

【傷病名】　　　　　　　　　　　　　　　　　　　**④病名、既往歴、症状など**
僧帽弁閉鎖不全症

【紹介目的】　　　　　　　　　　　　　　　　　　**⑤紹介する目的や理由**
精査・御加療のお願い

【病状経過及び検査結果】　　　　　　**⑥経過や治療の詳細、紹介理由の詳細**

　平素より大変お世話になります。先日、電話にてご連絡した××様をご紹介させて頂きます。

　当患者様は 2 年前から心雑音の指摘があったとのことですが、マラソンなどでも特に症状はなかったとのことです。今回、心雑音について精査すべきと健康診断の指摘があり受診されました。当院で精査にて明らかな心不全所見は認められませんが、経胸壁心エコーにて僧帽弁前交連の逸脱に伴う高度僧帽弁逆流所見を認めました（左室後内側方向の逆流のため主体は前交連と考えます）。

　現状での症状を判断するため、当クリニックでの運動負荷心エコーを検討しておりますが 2 か月後の予定となっているためそれまでに先生のお話を聞いておきたいとのご希望があります。（なお、経食道心エコーは虎の門病院で術前に施行していただければ幸いです。）引き続き、虎の門病院での精査・御加療の程宜しくお願いいたします。

　今後とも何卒宜しくお願いいたします。

【現在の処方】　　　　　　　　　　　　　　　　　**⑥現在の処方内容**
特にございません

【備考】

図 1 ● 紹介状の一例

前に他の施設で検査をしていた場合でも、紹介状がなければ検査をやり直すことになってしまうため時間も費用も余分にかかります。紹介状を作成する場合も文書作成費がかかりますが、現時点では患者さんが3割負担であれば750円、1割負担であれば250円となります。以上より、紹介状を作成することによってさまざまなメリットがあることがわかるかと思います。

どんな紹介状であっても、患者さんと紹介元や紹介先の医師との信頼関係があってこそ成り立っています。もしこれらの関係に不信感があるとお互いにとって良い診療や治療にはなりません。紹介状を作成するにあたり紹介元の先生と十分話し合い、納得して病院と医師を決めていく必要があります。

2 紹介元と紹介先の関係性

- ☑ 医療界では紹介元の医師と紹介先の医師では役割が異なっています。
- ☑ 心臓弁膜症において、紹介元と紹介先の医師同士の信頼関係はとても重要です。
- ☑ 紹介元の医師は紹介先のハートチームが機能しているかを重視しています。

紹介状による効果

患者さんが紹介状を持って医療施設を行き来する制度があることによって、大きな病院やクリニックなどそれぞれの役割がより明確に

JCOPY 498-13664

なってきます。一般的にクリニックおよび診療所は、地域の「かかりつけ医」として日常的な病気や治療後の安定した患者さんを診療しています。一方、総合病院や大学病院や専門施設などでは詳しい検査や手術を行い、治療後に必要なアフターケアの専門的な診療を担っています。患者さんの症状や病状を把握しつつ、紹介状を用いて役割が異なる医療施設と連携をとることになります。

さらに紹介状を軸とした、患者さんの情報を医療施設間で共有するシステムには、もうひとつの大切な役割があります。それは医師どうしの信頼関係を構築するための役割です。クリニックや診療所の医師にとって、いつも診療している大切な患者さんを他の医療機関あるいは他の医師に紹介することは非常に重大な事なのです。とくに、かかりつけ医と患者さんの間には長く培われた信頼関係があり、例えば月に一度受診する患者さんであれば年間 12 回も会うことになります。かかりつけ医は、そうした自分にとって家族のような大切な患者さんを他の医師に託すわけですので、当然信頼できる医師に紹介することとなります。また、紹介を受ける大学病院や専門施設の医師は、紹介してくれる医師がいることによって高度な検査や手術を行っています。かかりつけ医がこのような人間関係をさまざまな診療分野に持っていれば、自分では治療を行えない病気や専門でない病気に遭遇しても偏らない安定した医療を患者さんに提供することができるのです。

ハートチームの機能

とくに心臓弁膜症は高度な診療を要する専門的な病気であり、近年では検査方法や治療方法が飛躍的に進歩している分野です。そのため、紹介元と紹介先の医師どうしが十分な信頼関係で結ばれていることが大変重要です。とくに紹介元の医師が重視しているポイントは、紹介先施設の医療チームが良好に機能していることです。医療チーム

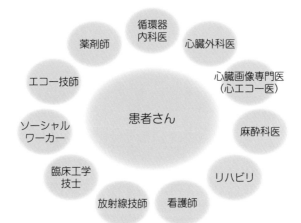

図 2 ● ハートチーム
（国立循環器病研究センター．循環器病の"ハートチーム"医療．http://
www.ncvc.go.jp/cvdinfo/pamphlet/heart/pamph139.html を改変）

の実力は、いろいろな病気に対する治療の「引出し」を持っているか
どうかで決まります。つまり、医療チームに治療の柔軟性があること
が大事なのです。最新の心臓弁膜症治療ではこの医療チーム（「ハー
トチーム」と呼びます）が良好に機能していれば治療の柔軟性を高め
ることができるため、結果として治療成績に影響してきます。「ハー
トチーム」とは、循環器内科や心臓血管外科だけでなく麻酔科などの
医師、そして看護師や技師などのコメディカルによって構成される心
臓弁膜症を治療するための専門性の高い医療チームを指します（図
2。ハートチームについて詳しくは 109 ページ参照）。それぞれのス
タッフの顔が見えていれば、診療元の医師もより安心してそのハート
チームに自分の大事な患者さんを紹介することができます。そして、
紹介元の医師や紹介先のハートチームは一緒に勉強会などを開催する
ことによって、心臓弁膜症に関する最新の情報をアップデートして最

JCOPY 498-13664

先端の治療方法を熟知・熟練しておくことで信頼関係を築いているのです。

<h2>3   紹介状のギモンに答えます</h2>

Q1　紹介状によって病院での対応に差はありますか？

　少なくとも私たちの施設では、紹介状なしの患者さんも診察しますし、紹介状の有無や内容で治療の優先度が変わるといったことはありません。つまり、誰が書いた紹介状か、誰に宛てた紹介状か、によってその患者さんが特別扱いされることはありません。また紹介状がどれだけていねいであっても、特別扱いされることはありません。医師や医療施設ではどんな患者さんであっても、常に誠実に全力で対応しています。一方、紹介状の内容がわかりやすく整理されていれば、患者さんの状態やどのような依頼なのかを把握しやすくなるため、診察がスムーズに進みます。また、長期間にわたる経過などの情報は当然のことながら紹介先での診療においてとても役立ちます。すでに信頼関係が構築されている医師どうしであれば、相手の依頼内容や目的などの意思疎通がしやすいため、無駄な時間やストレスがかからずに紹介することが可能です。

Q2　紹介状は自分で開封してもよいでしょうか？

　開封してはいけません。紹介状には患者さんの情報が書かれていますが、あくまで患者さん以外の別の人に宛てた手紙です。そのため宛名に書かれた人以外が読むのは、マナー違反となりますので、勝手に開封しないでください。紹介状を書いてもらうときには大まかな内容は診察時に説明を受けていると思います。もし再度内容を確認したい

場合や詳細な理由を知りたい場合は紹介元の医師に直接確認することができます。また、様々な理由で宛先以外の医師が紹介状に対応することがあります。例えば、転居や移動に伴って宛先の施設を受診できない場合や、大きな病院の診療科部長に宛てた紹介状をその診療科の他の医師が診察する場合などです。これらの場合であっても、受診先の施設で開封してもらうようにしてください。

Q3 宛先が空欄あるいは別の医師宛となっている紹介状は有効なのでしょうか？

有効です。原則的に紹介状には紹介元の医師が紹介先の医療施設名や医師名を記載します。しかし、移動先の病院や診療所がまだ見つかっていないことや、紹介元の先生が書いてくれた宛先と別の病院に行くことはしばしばあると思います。それでも紹介状自体は患者さんの診療を依頼する内容ですので、専門がまったく異なる場合などを除いてどの医療機関であっても可能なかぎり誠実に診療にあたっています。

Q4 紹介先や治療法を自分で選べますか？

自分の希望を伝えることはできますが、最終的には紹介元の医師と十分に話し合うべきです。今は医療情報があふれているので、紹介先の医師や治療法の希望を持った患者さんもいらっしゃるかと思います。しかし、治療内容が実際の病気に適していない場合や患者さんの選択が必ずしも最良の治療とはならない場合もあります。その場合、適切な診療ができるように十分に相談が必要となることがあります。

なお、最近では週刊誌などで「名医」として紹介されている情報もあるかと思います。しかし、雑誌には「記事広告」といって記事のスタイルをとった広告が掲載されていることがあります。仮に本当に腕の立つ外科医がいたとしても、1人では診断も、手術も、術後管理も

JCOPY 498-13664

すべて行うことはできません。個人の技術は当然重要ですが、やはり最終的に大切なのは医療チームとしての実力です。実力のある人たちが集まって、チームとして円滑に機能することが良い結果を生むので、医師としてだけではなくてハートチームとしての実力を十分に吟味する必要があります。

　もし、紹介元の医師が心臓弁膜症の専門医である場合は、それぞれの患者さんの心臓弁膜症に対する最適な治療方法まで想定したうえで紹介しています。そして、そのような専門医であれば、治療をする医師やハートチームに関してより良い人脈を築いていることがほとんどです。そのため、専門医が信頼している紹介先の医師であれば安心して受診できるはずです。一方、紹介元の医師が心臓弁膜症について専門外であり、治療方針も含めて紹介先に一任するような紹介状でもまったく問題はありません。良好に機能したハートチームに紹介すれば、治療の必要性も含めて治療方法まで適切に判断して、それぞれの患者さんに最適の治療を提供できるはずです。いずれにしても、最終的には患者さんと紹介元の医師がお互いに納得して紹介状を作成するべきと考えます。

Q5　紹介元と紹介先の先生の間で連絡はとっていますか？

　紹介先の先生は紹介状を受け取った後に、紹介元の先生へ電話や手紙で報告をします。患者さんが受診したという報告だけではなく、受診して検査した結果や治療した経過なども報告することが多いです。また、紹介先の施設で状態が安定していれば、紹介元の施設に患者さんが再び戻るように紹介することもあります。このことを「逆紹介」と呼びますが、その際にも紹介状を作成しています。この循環を繰り返すことによって、紹介元と紹介先の医師はより強固な信頼関係を築いていくのです。

治療編：手術って簡単に言うけれど…

第 4 話
手術には準備が重要

　2週間後、タカ子と朋子はB病院の診察室にいた。

　「山田さん、こんにちは。心臓血管外科 部長の駒込と言います。今回は柘植先生からの御紹介で、大動脈弁狭窄症に対しての治療を検討されているということですね。」

　「そうなんです。ここ半年くらい犬の散歩で疲れやすいな、と思っていて、たまたま柘植先生の新しいクリニックに伺って調べてもらったら、心臓弁膜症だって言われてびっくりしました。ただ、最近では駅の階段の上り下りがしんどくて、やはりその症状なんだと実感する機会が増えてきたんです。」

　「それで治療も考えているということですね。」

　「はい、家族内で相談して、治療をするならまだ元気なうちにということになりました。ただ、治療についてインターネットや柘植先生に教えていただいて大まかには理解できたのですが、細かい部分はわからないことが多いです。先生には実際にどのような治療方法になるのか、どの程度の入院期間か、どの程度のリハビリが必要なのかなど、より具体的な情報を聞きたいと思ったんです。あと…本当に治療が必要なのかかという気持ちも心の隅に少しだけあります。」

　「わかりました。まず、治療の適応について確認してみましょう。柘植先生のクリニックで行った心エコー検査で、ここの3つの項目すべてが重症に当てはまりますので、重症度評価は重症で間違いはないと思いますが、当院でも術前に心エコーをやらせてもらって再確認しますのでご安心ください。また症状については、山田さんが最近になって階段でしんどさが増えてきたことは重要なポイントですし、運

動負荷心エコーでも心臓の異常な反応が客観的に確認されています。以上より治療の適応は十分あるように見受けられます。」

「やはりそうですか。」

「あと、治療の詳細についてですが、大きく開胸手術とカテーテル治療の2つに分けられるのはご存知と思いますが、最近のガイドラインではおおむね80歳以上はカテーテル治療を、75歳未満は開胸手術を優先する流れとなっています。山田さんは併存疾患などなく活動度も高いので開胸手術も可能だと思いますが、80歳という年齢を考えてカテーテル治療を考慮してもよさそうです。カテーテル治療を行う場合、事前に造影CTという検査で大動脈弁周辺の解剖や大動脈など血管の性状を評価する必要があります。この検査によって、カテーテル治療に適した大動脈弁なのかを把握することができますし、カテーテルのアプローチ部位を決めることができます。カテーテルのアプローチ部位の選択とは、治療のためのカテーテルを太ももの付け根から血管内に入れるのか、そのほかの部位の血管から入れるのかという判断を指します。また、仮に造影CTでカテーテル治療に向かない大動脈弁であった場合は、開胸手術のほうが安全という判断になる場合もあります。」

「わかりました。治療を受けるならカテーテル治療のほうがうれしいです。やはりこの歳になって大きな手術というのは心配です。」

「そうですよね。あともうひとつお伝えしておくと、心臓の造影CTではさらに冠動脈という心臓に血液を送る血管に狭窄病変がないか、つまり狭心症を合併していないかを評価することもできます。実は大動脈弁狭窄症の患者さんのかなりの割合で狭心症も合併することがわかっています。もし狭心症がある場合は、大動脈弁のカテーテル治療の前に狭心症の治療をすることもあります。造影CTで冠動脈の状態がよくわからない場合は、入院してから冠動脈造影というカテー

テル検査を行うことになります。」

「検査の流れはよくわかりました。いずれにしても事前に行う造影CTが重要ということですね。あと、入院やリハビリにかかる期間はどの程度でしょうか？」

「入院やリハビリにかかる期間は治療方法によって変わってきます。当院の場合、カテーテル治療の場合だと1週間から10日くらいの入院期間を見込んでもらえればよいかと思います。リハビリについては術前の身体能力を十分に評価しておく必要があります。入院中の身体能力や認知機能の維持はもちろんのこと、手術の結果として少しでも身体活動が向上できるようサポートしていくのです。そのためには、症状の改善のみならず身体機能を含めトータルにサポートすることが重要となります。術後当日には飲水や身体を起こしたりして、翌日には理学療法士と一緒に歩き始めて、術後5日前後で退院できるようにリハビリプログラムを進めていきます。」

「なるほど、事前の検査や身体能力の評価というのが重要なのですね。具体的にわかりましたので、不安はありますが治療を前向きに受けることができそうです。是非、検査を進めてほしいと思います。」

「了解しました。それでは、外来でできる術前検査の日程を組んで、もう一度外来でそれらの結果を確認したうえで治療方針を一緒に相談したいと思います。」

B病院では都合よく日程がとれたため、造影CTをはじめ外来で行える検査は比較的スムーズに進んだ。そして、最初にB病院に受診してから2週間後に予定されていた結果説明のための外来を予定通りに受診することとなった。

「検査の結果はいかがだったでしょうか？」

「当院で行った心エコー検査でもやはり同様の結果でしたので、診

断は重症大動脈弁狭窄症で間違いありません。なお、心エコー検査は被ばくがなく安全な検査ですので、術後にも繰り返して人工弁の問題などがないかを確認することも予定しています。」

「わかりました。ここまで調べてもらって重症というのであればすっきりしました。」

「あと、造影CTの結果です。大動脈弁の周辺組織もカテーテル治療をするうえで問題となる点はありませんし、血管の性状も問題ないと思います。冠動脈の狭窄病変や問題も認めませんでした。以上より、造影CTの結果はカテーテル治療に十分適していることがわかりました。また、それ以外の検査でも大きな併存疾患はありませんでした。」

「よかったです。それであれば、是非カテーテル治療を受けたいと思います。」

「それでは山田さんにも治療希望があるということで、カテーテル治療を予定しましょう。来月のXX日あたりはいかがでしょうか。この2日前には入院ししていただいて、入院で行う事前の身体評価や治療説明などを済ませることになります。」

「わかりました。」

タカ子はB病院の外来からの帰り道、朋子ににこやかな顔で話しかけた。

「最初はもっと複雑で面倒な手続きが必要かと思ったけど、思ったよりすんなりと検査や治療の日程が決まったね。実際に受けてみないとわからないものだね。」

「柘植先生のクリニックに行ってからこんな濃密な1か月になると思わなかったけど、お母さんの顔色は以前より良くなった気がするよ。」

「なんだかわからない疲れやすさや息切れの原因がはっきりしたことと、もしかしたらそれが良くなるかもしれないという期待があるのかもしれないね。」

朋子はタカ子の表情が晴々としたものであったことに安堵した。

1か月後にB病院への入院日を迎えることとなった。タカ子はそれまでに家で急な症状が出たら怖い気持ちがあったので、できるだけ安静にして過ごしていた。入院してからも病棟でいくつかの検査や身体評価をすませて大きな問題はなかった。また前日には朋子も一緒にカテーテル治療や麻酔に関しての最終的な説明を受けて同意書を作成した。また、術後の内服やリハビリや日常生活の注意点などの話も詳しく聞くことができた。気が付けば入院してからあっという間に治療の日を迎えることとなった。

「お母さん、私は部屋で待っているから安心して治療を受けてきてね。手術を受けることは初めてだから不安だと思うけれど頑張ってきてね。」

「ありがとう。不安はあるけど頑張ってくるね！」

タカ子はにこやかに朋子に手を振って車いすで手術室へと向かって行った。

（つづきは 136 ページ「第 5 話」）

JCOPY 498-13664

1 　心臓弁膜症の経過

☑ 中等度以上の心臓弁膜症を指摘されている場合、定期的に経
　過をみる必要があります。
☑ 症状がなくても心機能や運動への反応に異常があれば予後は
　悪いとされます。
☑ 心臓弁膜症の種類によって経過は異なります。

定期的な検査の必要性

　心臓弁膜症の経過がどのようなものか、心臓弁膜症と言われた場合
にこの先どれくらい元気にいられるか（このことを「予後」と呼びま
す）、について気になっている方は多いと思います。また、心臓弁膜
症と診断されたらすぐに手術が必要となるのではないか？と思ってい
る方も多いのではないかと思います。しかし、基本的には軽症あるい
はそれ以下の心臓弁膜症であればほとんど症状を自覚することはあり
ません。また、今までの多くの研究データからこの程度の心臓弁膜症
は生命に影響することはなく、手術が必要となることはないことがわ
かっています。軽度以下の心臓弁膜症であれば、身体の状態に影響を
及ぼしたり心臓に何らかの負担を与えたりすることはないからです。
また、もし軽度以下の心臓弁膜症が徐々に重症化していったとして
も、心臓自体に余力があるため身体はしばらくの期間を問題なく対応
することができます。以上より、心臓弁膜症が軽度以下であれば"意
味のある"ものではないと考えます。

　しかし、中等度以上の心臓弁膜症では状況が異なり"意味のある"
ものとなります。この心臓弁膜症を有する患者さんは成人全体の5%

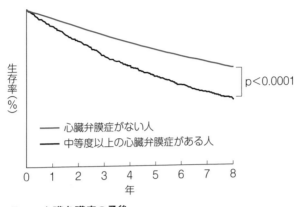

図 1 ● 心臓弁膜症の予後
(Nkomo VT, et al. Lancet. 2006; 368: 1005-11[1])

程度ではありますが、同世代の心臓弁膜症がない人と比べても明らかに予後が悪いことがわかっています。図1では、横軸は経過した期間を、縦軸は生存している人の割合を示しており、中等度以上の心臓弁膜症がある人は1年、2年と時間が経過するにつれて心臓弁膜症がない人より生存している人の割合が減っていることがわかると思います[1]。このことから、心臓弁膜症が中等度以上である患者さんにおいては、外来で症状やさまざまな検査結果を定期的に確認しながら、慎重に経過を診ていく必要があります。

症状がなければ元気に過ごすことができるの？

心臓弁膜症がある患者さんのなかでも、とくに心不全や心房細動という不整脈を併せて持っている患者さんの予後が悪いことが知られています[2]。また、動いたときの息切れや胸痛や失神などの症状を自覚している心臓弁膜症の患者さんも、同じように予後が悪いことが知られています[2]。一方、自覚症状がない心臓弁膜症の患者さんであ

JCOPY 498-13664

れば、予後は総じて良いのでしょうか？　答えは No です。症状がない患者さんであっても、心臓弁膜症に加えて心機能が低下している患者さんや運動への応答（運動負荷に対する体の反応）に異常がある患者さんは予後が悪いことが知られています。また、心臓弁膜症が重症であるにもかかわらず症状がないような患者さんでも予後が悪いことが知られています。以上より、心臓弁膜症と言われた場合は、症状がなかったとしても心臓弁膜症の専門機関で詳細に評価することをお勧めいたします。

心臓弁膜症の種類によっても経過が異なります

　心臓弁膜症の種類によっても細かく経過が異なっています。ここでは、最も一般的な心臓弁膜症である大動脈弁狭窄症と僧帽弁閉鎖不全症の経過についてお示しします。

　まず大動脈弁狭窄症についてです。大動脈弁狭窄症の経過を考えるときには、症状があるのかどうかという点が最も重要になります。症状がある重症の大動脈弁狭窄症と診断された場合、できるだけ早期に手術やカテーテル治療をしないと予後が非常に悪いことが知られています。過去には図 2 のように、大動脈弁狭窄症により失神をきたした場合は予後が 2 年程度、心不全をきたした場合は予後が 3 年程度、狭心症状をきたした場合は予後が 5 年程度であると報告されました[3]。最近の報告では症状のある大動脈弁狭窄症の患者さんが手術やカテーテルなど治療を受けなかった場合、5 年以上生きていられる割合（5 年生存率）は 15〜50％と非常に低いとされています[4,5]。症状のない大動脈弁狭窄症の患者さんの予後は悪くないと考えられていますが、そのような方でも突然死（突然、心臓が止まってしまうこと）が生じることがあり、注意しなければいけません。これらの患者さんにおいて突然死を生じるのは年間で 100 人のうち 1 人程度と考

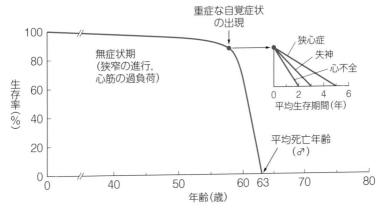

図 2 ● 大動脈弁狭窄症の症状による自然歴
(Ross J Jr, et al. Circulation. 1968；38：61–7[3] より改変)

えられますが[6-8]、より重症な大動脈弁狭窄症の患者さんや左心機能が低下した患者さんや運動に対する反応が低下した患者さんなどは、症状がなかったとしても予後が悪いことが指摘されています[8-10]。

　次に僧帽弁閉鎖不全症についてです。最新の研究では、一次性の（弁そのものが壊れている）僧帽弁閉鎖不全症のある患者さんが手術やカテーテルなど治療を受けなかった場合、重症の患者さんはもちろんですが中等症の段階ですでに予後が悪くなることがわかりました（図 3C）[11]。また、僧帽弁閉鎖不全症では心臓が過剰に頑張ることで血流量を保ちますが、左心機能が少しでも低下した時点で明確に予後に影響することも報告されています[12]。これより、大動脈弁狭窄症と比較しても、より早期の治療介入が必要と考えられています。

　以上のような大動脈弁狭窄症や僧帽弁閉鎖不全症だけでなく、その他の心臓弁膜症においてもカテーテルで心臓弁の治療をする方法など今までの手術よりも低い侵襲度で行える治療が進歩してきています。そのため、治療による合併症などのリスクがより少なくなれば、心臓

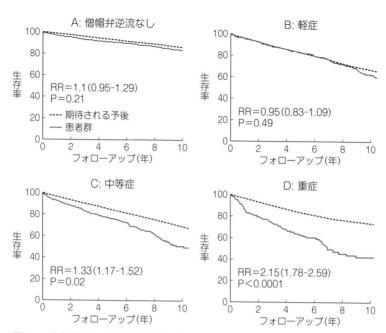

図3 ● 重症度ごとに分類した僧帽弁閉鎖不全症の予後
(Autonie C, et al. Circulation. 2018；138：1317-26[11]))

弁膜症の治療を行える患者さんがもっと増えていくかもしれません。

2　薬の効果

- ☑ 薬で心臓弁膜症を根治できない場合が多いです。
- ☑ 薬を用いる主な目的は心臓弁膜症によって生じた症状を緩和し、心臓の負担を低減し、合併症を予防するためです。
- ☑ 心臓弁膜症の患者さんに薬を用いるときには、効果が不十分であったり逆に症状が悪化したりすることもあるため、心エコーなどの検査で慎重にみていく必要があります。

薬を用いる目的は？

　薬を用いても心臓弁膜症を根本的に治すことはできないことが多いです。心臓弁膜症は心臓弁やその周辺の構造が傷んでいることによって生じている病気です。薬を用いて心臓弁やその周辺の構造の傷みを修復させることは難しく、薬だけの効果で心臓弁膜症の予後を良くすることができないことが知られています。そのため、ひどく傷んだ心臓弁を根本的に治すためには、手術やカテーテルを用いた治療が必要となります。

　それなのに、なぜ心臓弁膜症の患者さんに対して薬を用いるのでしょうか？　それは、心臓弁そのものを治すためではありません。心臓弁膜症によって生じた症状や心臓にかかる負担や合併症などに対して薬を用いることで、心臓や血管に作用して症状を緩和したり、心臓にかかる負担を軽減したり、合併症を治療したりすることができるのです。前述しましたように心臓弁膜症によって生じる症状とは、動いた時の息切れや夜間の呼吸困難や足・顔がむくむといった心不全症状や、胸痛や不整脈による動悸などです。これらに対して、心エコーな

JCOPY 498-13664

どで心臓の状態を評価して症状の原因を把握することが重要です。問題の原因がわかれば、薬によってそれらを緩和させることができ、結果として新たに生じる可能性のある合併症を予防することもできるのです。

　一方、薬にはマイナスの側面があることに注意が必要です。どのような薬であっても副作用がありますし、薬の効果が強すぎてしまうことで、患者さんに不利益を生じさせてしまうことがあります。また、治療効果の薄い薬を使い続けても、いつまでたっても症状が良くならなかったり、むしろその間に心臓弁膜症の状態が悪くなってしまったりすることもあります。そのため、薬による治療の効果は、定期的に検査を行って、繰り返し評価をしていくことが重要となります。この結果をもとに、心臓弁膜症の外来では新たな薬を開始したり、薬の量を調整したり、あるいは必要のない薬は中止したりすることもあります。ここではさらに心臓弁膜症に対して用いる可能性のある薬をあげていきます。ここに載っていない薬であっても患者さんの状況によって使用する薬は他にもありますので、どのような目的で用いているのかわからない薬がありましたら、詳細は主治医の先生に確認してみることをお勧めします。

利尿剤（表1）

　利尿剤は腎臓に作用して尿の量を増やす薬です。心臓弁膜症によって心不全となると体中に余分な水分がたまってしまい、手足のむくみや肺うっ血による息切れなどの症状が出てきます。利尿剤によって体の外に出

表1 ● よく使用される利尿剤の一般名と商品名

一般名	商品名
フロセミド	ラシックス®
スピロノラクトン	アルダクトン®
トリクロルメチアジド	フルイトラン®
トルバプタン	サムスカ®

（通常、ジェネリック医薬品は一般名で記されます）

る水分量を増やすことで体内の余分な水分を減らすことができるため、足のむくみや肺うっ血などを緩和して心不全の症状を良くすることができます。一方、利尿剤を漫然と使用していると脱水や電解質異常（電解質とは体内のミネラル分のことです）など重篤な状態をきたすことがあるため、定期的に心エコーや血液検査で評価をしていく必要があります。とくにご高齢の患者さんは心不全や脱水を生じやすいため、外来で慎重に利尿剤の量を調整していくことになります。

・**効果：** 体内に貯留した水分を排出し体液量を減らす
・**適応：** 心不全による足のむくみ、体重増加、肺うっ血による呼吸苦など

降圧薬 （表2）

降圧薬は、高血圧に対して使用する血圧を下げる薬です。心臓弁膜症では高血圧を合併することも多く、それに伴って心臓にかかる負担がより増えてしまうことがあります。また、高血圧がそれほど明確で

表2 ● よく使用される降圧薬の一般名と商品名

	一般名	商品名
ACE阻害薬	エナラプリル	レニベース®
	カプトプリル	カプトリル®
アンギオテンシンⅡ受容体拮抗薬	ロサルタン	ニューロタン®
	カンデサルタン	ブロプレス®
	オルメサルタン	オルメテック®
	イルベサルタン	イルベタン®
カルシウム拮抗薬	ニフェジピン	アダラート®
	アムロジピン	アムロジン®、ノルバスク®
	ベニジピン	コニール®
	アゼルニジピン	カルブロック®
ベータ遮断薬	アテノロール	テノーミン®
	ビソプロロール	メインテート®
	カルベジロール	アーチスト®

（通常、ジェネリック医薬品は一般名で記されます）

JCOPY 498-13664

ない場合でも降圧薬を用いることで心臓の負担を減らすことができるため、心臓弁膜症による症状や心臓の機能障害を改善することができます。

　降圧薬が血圧を降下させる機序はいくつかあるため、それによって分類することができます。1つ目の機序として、手足の末梢にある血管を拡張させて全身の血管抵抗を低減させることで血圧を降下させるACE阻害薬、アンギオテンシンⅡ受容体拮抗薬、カルシウム拮抗薬があげられます。2つ目の機序は、血圧を上げるカテコラミンというホルモンの作用を抑えることで、心臓をリラックスさせて過度に働くのを抑制したり、血管の拡張作用を得られたりするベータ遮断薬があります。また3つ目の機序として、前述の利尿薬の一部にも利尿作用により循環血液量を減らすことで降圧薬として使用されるものがあります。

　一般的に降圧薬は心臓弁膜症による心臓の負担を減らすことができますが、降圧作用が効き過ぎてしまうと血圧が過度に低下することで逆に症状が悪化することがありますので注意が必要です。過度な血圧低下はめまいやふらつきをきたしますし、重篤な弁膜症では過度の血圧低下を原因として、ひどい場合には心停止にいたることもあります。

　また、それぞれの薬に特有の副作用や特徴があります。例えばACE阻害薬では空咳をきたしたり、カルシウム拮抗薬では頻脈・動悸や頭痛をきたしたりします。また、ベータ遮断薬は心不全の状態が悪いときに使用してしまうと、逆に心不全を悪くさせることがあります。使うタイミングは心不全の状態が落ち着いてきたときで、これは心エコーを用いて慎重にタイミングを見計う必要があります。

・**効果：** 末梢血管を拡張させたり、心臓の過度な活動を抑制したりして血圧を下げる

・**適応：** 高血圧、心不全に対する心保護作用

硝酸薬（表3）

硝酸薬は血管拡張薬の一種であり、冠動脈の拡張によって心筋への酸素供給量を増加させるほか、全身の静脈を拡張させて心臓に戻る血液量を減らすことで心臓にかかる負荷を減らす作用があります。カルシウム拮抗薬もそうですが、硝酸薬には頭痛を生じさせたり、血圧低下によるふらつきをきたしたりする副作用があります。

表3● よく使用される硝酸薬の一般名と商品名

一般名	商品名
ニトログリセリン	ニトロペン®、ミオコール®
硝酸イソソルビド	アイトロール®、ニトロール®、フランドル®

（通常、ジェネリック医薬品は一般名で記されます）

- **効果**: 冠動脈の拡張による冠血流増加、静脈拡張による静脈還流量の低下
- **適応**: 高血圧、狭心症、肺うっ血による呼吸苦など

強心薬（表4）

強心薬とは心臓の収縮を強める作用のある薬をさします。ベータ遮断薬とは正反対の作用を持った薬で、心不全の状態が悪いときにだけ使用することがほとんどです。心不全の状態が落ち着いてきても強心薬を使い続けていると、心臓を過度に活動させてしまうため、逆に心臓を傷めつけることになってしまいます。実際にこれまでの複数の大規模臨床研究で慢性的な強心薬の使用は患者さんの予後を悪化させることがわかっており、心不全の状態が悪い心臓弁膜症の患者さんで血圧低下や末梢循環不全

表4● よく使用される強心薬の一般名と商品名

一般名	商品名
ピモベンダン	アカルディ®
デノパミン	カルグート®
ドカルパミン	タナドーパ®

（通常、ジェネリック医薬品は一般名で記されます）

JCOPY 498-13664

をきたしている場合に対してのみ一時的に使用されるものです。生命予後の改善を目標とした場合には積極的に用いることはできませんが、心不全の症状に困っている患者さんにおいて生活レベルの改善を目的とする場合はやむを得ず用いることとなります。副作用として致死性不整脈を起こしやすくすることがあげられ、これが心不全の予後を悪化させる最大の原因となります。

・**効果**：心収縮の増強による拍出増加
・**適応**：低血圧、末梢循環不全

抗凝固薬（表5）

　抗凝固薬は血栓（血液が固まってできた塊）が体内でできることを防止することにより、血液をサラサラにする薬です。血液は流れが悪いと血栓が生じやすくなります。僧帽弁狭窄症や心臓弁膜症を原因として生じる心房細動という不整脈では、心臓の内部で血液の流れが滞っ

表5● よく使用される抗凝固薬の一般名と商品名

一般名	商品名
ワルファリンカリウム	ワーファリン®
ダビガトラン	プラザキサ®
リバロキサバン	イグザレルト®
エドキサバン	リクシアナ®
アピキサバン	エリキュース®

（通常、ジェネリック医薬品は一般名で記されます）

てしまうため新たな血栓を生じてしまいます。血栓が左心室から出て頭の血管に流れていくと脳梗塞を引き起こしてしまうため、これらの患者さんに対して血栓を予防する抗凝固薬が使用されます。最近では新しい抗凝固薬が開発されましたが、リウマチ性僧帽弁狭窄症を伴っている患者さんにはワルファリンだけしか使用できません。また、弁置換術後や人工弁輪を使用した弁形成術後の患者さんでは、一定期間でワルファリンの内服が必要となります。とくに、機械弁を使用している患者さんではワルファリンの内服は生涯必要となります。

・**効果**: 血栓の予防
・**適応**: 心房細動、弁置換術後・弁形成術後の血栓予防

抗血小板薬（表6）

　抗血小板薬は血栓がつくられることを防止することにより、血液をサラサラにする薬です。とくに血流の速い環境下では、血小板が活性化しやすい（血小板血栓）という有名な現象が知られています。動脈内に動脈硬化を発症し、血管が傷ついてしまうと、血小板血栓ができます。抗血小板薬はこの血小板の働きを抑制することによって血液の凝固を抑えようとします。ただし、心房細動に対する効果は乏しいので、注意が必要です。

・**効果**: 血栓の予防
・**適応**: 弁置換術後・弁形成術後の血栓予防、冠動脈疾患やその治療後の血栓予防

表6● よく使用される抗血小板薬の一般名と商品名

一般名	商品名
アスピリン	バイアスピリン®、バファリン81®
チクロピジン	パナルジン®
クロピドグレル	プラビックス®
シロスタゾール	プレタール®
アスピリン/ランソプラゾール	タケルダ®
プラスグレル	エフィエント®
クロピドグレル/アスピリン	コンプラビン®

（通常、ジェネリック医薬品は一般名で記されます）

3 ▶ 心臓弁膜症の患者さんすべてに手術が必要？

☑ 心臓弁膜症の患者さんすべてに心臓手術が必要なわけではありません。

☑ 手術をするときに、手術でえられるメリットと合併症のリスクを比較する必要があります。

☑ 手術がうまくいくかは医療施設のハートチームの質によります。

手術が必要になるのは？

　心臓弁膜症と診断された患者さんの全員に手術が必要ということではありません。手術が必要になるのは、心臓弁膜症による症状で日常生活に支障が出ている患者さん、あるいは、このまま治療をせずに経過を診ていても近々症状が出るようになるだろうと予想されたり、予後に影響するだろうと判断できる患者さんです。例えば、最近になって足のむくみがひどく、夜間寝ているときに呼吸が苦しくなるような心不全症状を自覚している患者さんが、循環器内科で心エコー検査を受けて、原因が重症の僧帽弁閉鎖不全症であると診断された場合では、積極的に手術を検討していくことになります。一方、心臓弁膜症と診断されたとしても、軽症あるいはそれ以下の患者さんでは、そもそも症状をきたすことや予後に影響することはないため、手術を検討することはありません。

　症状がある心臓弁膜症の患者さんに手術を検討する前提として、その症状が本当に心臓弁膜症によるものかを確かめておく必要があります。もし今ある症状が心臓弁膜症によるものでなかった場合、手術を

受けたとしても症状は改善しません。しかし、絶対に安全な手術というものはなく、どのような手術であっても、程度や頻度に差はありますが必ず合併症のリスクはついてまわります。そのため、手術における合併症のリスクと、手術を受けることによって得られるメリットについて、冷静に比較していく必要があります。

　仮に症状が出ている患者さんであっても、手術のリスクが明らかに高いと判断できる患者さんに対しては手術をお勧めしないこともあります。このような患者さんでは手術中に亡くなってしまう可能性もありますし、もし手術に成功して心臓弁膜症自体は良くなったとしても手術後に感染症などの合併症によって亡くなってしまう可能性が高いからです。現実に、手術を行うか否かの判断をすることが難しい患者さんが少なからずおります。

　手術で得られるメリットと手術によるリスクを比較するときに、客観的で明確な基準があるわけではありません。心臓手術で生じる合併症リスクをスコア化した評価基準というものは存在しますが、それでもそれぞれの患者さんのすべての診療情報を反映させることはできないのです。そのため、それぞれの患者さんと個別に相談しながら手術が適切かどうかの判断を行っていくのが「ハートチーム」の役割の一つです。

JCOPY 498-13664

4 ハートチームとは何でしょうか？

☑ ハートチームは、多くの職種で構成されたチームのことを呼びます。

☑ 弁膜症のハートチームには、少なくとも心臓外科医とカテーテル医、心エコー医が必須です。

診療科や職種の垣根を越えて

「ハートチーム」とは、循環器内科医と心臓外科医を含む多くの職種で構成されたチームのことを呼びます。ハートチームの定義は明確には定まっていませんが、具体的には循環器内科医、心臓外科医、麻酔科医、心エコー医、および看護師、理学療法士、放射線技師、臨床工学技士などのコメディカルが協力して治療にあたるチームを「ハートチーム」としています（図4）。一人の医師のみが診察・治療にあたるのではなく、診療科や職種の垣根を越えてハートチームとして治療方針を決めて治療にあたるほうが、それぞれ専門分野の知識や経験をもとにした公正な治療が可能となるため、治療効果も良くなることが証明されています。つまり、多くの職種から多面的な角度で患者さんの病態を見極めることで、患者さんにとって治療の選択肢が増えて、より安全でより有効な治療が行われることになります。

最初に「ハートチーム」という用語が公式に登場したのは2010年ころになりますが、本邦では2013年に心臓弁膜症に対する経カテーテル的大動脈弁植込み術（TAVI）が登場して以降、心臓外科と循環器内科が集まって「手術が難しいからTAVIで治療できないだろうか」といった話し合いが多く行われるようになってきたことで広く使

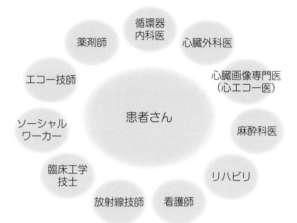

図 4 ● ハートチーム
（国立循環器病研究センター．循環器病の"ハートチーム"医療．http://
www.ncvc.go.jp/cvdinfo/pamphlet/heart/pamph139.html を改変）

用されるようになってきました．とくに心臓外科医やカテーテル医が
「自分の得意な方法だけで患者さんの治療の適応を決定することが，
本当に正しいのか」という疑問の声が高まってきたのが，ハートチー
ムによる話し合いが推奨されるようになった背景と考えられます．優
れたハートチームは，治療に適した患者さんとそうでない患者さんを
適切に判断し最適な治療方法を選択して，弁膜症治療を成功させるこ
とができるのです．

カテーテル医、心エコー専門医も必要です

　しかし，ハートチームの質は施設によってさまざまです．例えば
チームのメンバーが「顔を合わすのは週に1回のカンファレンスの
みの関係」である場合もあれば，「もともと毎日同じ部屋で随時コ
ミュニケーションをとって風通しが良い体制」である場合もありま

JCOPY 498-13664

す。とくに心臓弁膜症の治療をするためのハートチームと称していながら、心臓外科医がいないのはもってのほかです。その他に心臓弁膜症の治療をするためのカテーテル医や心エコー専門医がいない施設もありますが、本邦のガイドラインでは心臓弁膜症を治療するハートチームとしてそのような施設は望ましくないとされています。そのような施設で治療をする場合には、適切な治療選択や術中・術後評価ができていないことがありますので注意が必要と言えます。

5　低侵襲治療に重要な画像検査

☑ 低侵襲治療をするためには術前の画像検査が重要となります。
☑ 経食道心エコーでは心臓の動きに沿った高画質な形態評価が可能で、とくに僧帽弁手術をする前に必須です。
☑ 造影 CT では非常に高画質な形態評価が可能で、カテーテル治療をする前に重要となります。

　弁膜症の治療では外科的な開胸手術のみでなく、さらに低侵襲なカテーテル手術なども主な選択肢となりつつあります。しかし、治療方法が発展して手術の侵襲度が低下すればするほど、術前の詳細な評価がより重要となってきます。とくにカテーテル治療では外科手術と違って、実際に術者が心臓や血管を直接見て、その形や大きさを知ることはできません。それを補うために、術前に詳細な画像検査が必要となります。事前に病気の部位の形態を把握しておき、治療におけるリスクや手技方法を綿密に計画しておく必要があります。心臓弁膜症に対して低侵襲な治療を行う場合、以下の2つの検査は心臓や血管の形や大きさを知るためにとくに重要な検査と言えます。

経食道心エコー（図5）

- **検査内容:** 胃カメラと同じように、口から食道に細い超音波プローブを挿入して食道から心エコーを行う検査です。胸にプローブを当てて行う心エコーと比べて良好な画像を得られるため、心臓弁の詳細な評価をすることができます。特に最新の経食道エコーでは3D（3次元）画像を見ることができるので、直接目で見るような立体感をもって観察することができます。目が覚めている状態で検査をすると患者さんが苦しくなってしまうため、鎮静剤を使って患者さんに眠ってもらった状態で検査を行います。心電図モニターや血圧や酸素濃度のチェックを行いながら検査を行うため、安全に施行することができます。

- **適応:** 心臓弁膜症の原因や病変部位の形態的な評価を必要とする場合に適応となります。動いている心臓を非常に詳細に評価すること

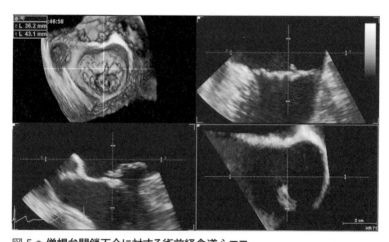

図5 ● 僧帽弁閉鎖不全に対する術前経食道心エコー
術者と同じ視点で3次元の画像を評価でき、さらにそこから任意の断面を描出して面積やサイズなどを計測できる。

ができるため心臓弁膜症の評価では重要な検査で、とくに僧帽弁逆流症の術前評価には必須となります。開胸による僧帽弁形成術や経カテーテル的僧帽弁形成術を行う前に経食道心エコーで僧帽弁や左心室、左心房などの形態を評価しておくことにより、術者は術中の手術をイメージすることができるため、非常に有益な情報となります。

造影 CT（図6）

・**検査内容**：造影剤という薬剤を点滴で静脈に注入しながら行う心臓のCT検査です。造影剤を用いることにより血管、単純CTより様々な病変や心臓の状態を明確に描出することができます。心拍数が多いと画像がブレてしまい評価することが困難となってしまうた

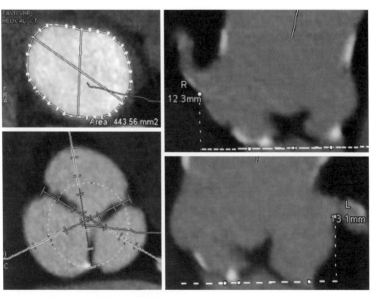

図6 ● 大動脈弁狭窄症の術前造影 CT
造影CTでは非常に高精細な画像を描出できるため、大動脈弁の弁輪径や周辺組織との距離などを計測することができる。

め、検査時に心拍数を低下させる薬を内服する場合があります。また、造影剤という薬を投与する際に身体が熱くなったり、造影剤によるアレルギー反応がでたりすることもあるため、検査後に何か異常を感じた場合はすぐに訴えていただくのが安全です。

・**適応**: 大動脈弁狭窄症に対する経カテーテル大動脈弁植込み術（TAVI）を施行する際に非常に重要な検査となります。TAVI を含むカテーテル治療では外科手術と異なって、直接に弁のサイズや周辺組織との距離などを測ることができないので、図5のように造影CT で弁の周辺の状況を詳細に計測しておく必要があります。また、低侵襲手術（MICS）などでも、造影CT で心臓以外の血管の状態を把握する必要があり大事な検査です。

6　弁膜症手術のなかみ

☑ 心臓弁膜症を根本的に治療するには、開胸手術もしくはカテーテル治療が必要です。
☑ 開胸手術には弁形成術と弁置換術の2種類があります。
☑ 今後は胸骨を切らない開胸手術（MICS）やカテーテル治療が多く選択されるようになっていくと考えられています。

　心臓弁自体が傷んで重症となった場合は、内服薬のみで根本的に治すことはできません。弁を治すためには、開胸手術もしくはカテーテル治療が必要となります。外科的な開胸手術とは、胸を開いて一時的に心臓と肺の機能を代行する人工心肺装置を用い、心臓を切開して弁の機能を回復させる開心術という方法がとられます。胸を開く方法に

JCOPY 498-13664

は、胸の中央にある胸骨を切る方法と、右胸の肋骨の間を小さく切開する方法（MICS）があります。開胸手術で弁を治す手術には弁形成術と弁置換術の2種類があり、どの心臓弁膜症かによってその第一選択は異なっています。また、カテーテル治療は最近になって多く選択されるようになってきており、太もも付け根の血管や頸の血管などからカテーテルという細い管を挿入して治療する方法で、もともとの心臓弁に新たな人工弁を圧着・植込みする方法や、バルーンで狭窄部位を拡張したり、逸脱部位をクリップしたりする方法などが含まれます。

開胸手術：胸骨正中切開とMICSの違い

開胸手術の最も一般的なアプローチは、胸の真ん中の皮膚を20 cmほど切開して、さらにその下にある胸骨という骨も切開して行う方法で、胸骨正中切開といいます（図7左）。しかし、昨今は胸骨を切らない低侵襲心臓手術（MICS, ミックス）というアプローチで行われることもあります（図7右）。MICSでは、右胸部を小さく切開して、肋骨と肋骨の間から細長い道具を入れて手術操作を行います。また、MICSには直視下MICSと内視鏡下MICSがあり、前者は5～10 cmほどの切開で肋骨と肋骨の間を金属の開胸器で広げて、術者が

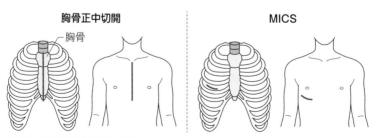

図7 ● 胸骨正中切開とMICS

心臓の弁を直接見ながら手術を行います。後者は、3〜5 cm の非常に小さな切開で肋骨と肋骨の間を広げずに、術者は内視鏡のモニターに映った弁を見て手術を行います。ロボット心臓手術と内視鏡下MICS は、道具としてロボットを使用するかしないかの違いで、どちらも非常に小さな創で弁膜症の治療を行います。

MICS のメリットとデメリット

MICS と胸骨正中切開を比べてみると、MICS の利点として、①術後の回復が早い（入院期間が短い、社会復帰が早い）、②出血量や輸血量が少ない、③胸骨の感染や癒合不全などの合併症がない、ということがあげられます。一方、MICS の欠点として、①人工心肺装置を使う時間や心臓を止める時間が長くなる、②脚の付け根や頸の血管に管を入れるためそれらの血管の合併症が起こりうる、ということがあります。患者さんによってはデメリットがメリットを上回ることも考えられるため、患者さんごとに MICS が向いているかどうかを検討する必要があります。MICS における人工心肺の使用時間や心臓を止める時間は、外科医や手術チームの経験や技量によって大きく異なりますので、どのような手術でもそうですが施設や外科医選びは非常に重要です。

開胸手術：弁形成術と弁置換術の違い

弁形成術は患者さん自身の弁やその周囲の形を整え、弁の機能を回復させる手術です。一方で弁置換術は新しく人工弁に置き換える方法です。いずれの方法にも有利な点と不利な点があります。また、弁膜症の種類によってどちらの方法が優先されるかが異なります。どちらの手術方法が良いかは、患者さんの年齢や心臓の状態などを総合的に判断して決めています。

JCOPY 498-13664

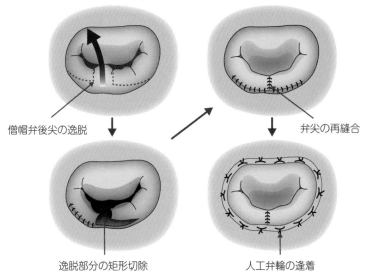

僧帽弁後尖の逸脱

弁尖の再縫合

逸脱部分の矩形切除

人工弁輪の逢着

図 8 ● 僧帽弁形成術

弁形成術（図 8）

　弁形成術は、傷んだ弁を温存して修復することで、弁機能不全を改善する手術方法です。修復の方法はどの弁かによって異なりますが、例えば僧帽弁では弁の一部を切除したり、人工腱索という糸で支えたり、人工弁輪というリングで弁の輪郭を矯正することで修復します。弁置換術と比べると、より血栓ができにくく、僧帽弁や三尖弁では心臓の機能がより良く保たれます。

　術後 3 か月程度は抗凝固薬を服用することがありますが、その後は不要となることがほとんどです。

弁置換術（図 9）

　弁置換術は、弁の傷みが高度で修復が困難となった心臓の弁を取り除いて、人工弁に取り換える手術方法です。一般的には、弁形成術と

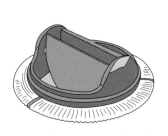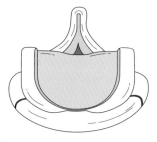

図 9 ● 機械弁（左）と生体弁（右）

表 7 ● 機械弁と生体弁の特徴

	機械弁	生体弁
素材や構造	主にパイロライトカーボンやチタンなどが素材で、2枚の半月状の弁葉が開閉する構造	ウシ心膜やブタ心臓弁などの生体組織からつくられる人工的な3尖弁
耐久性	半永久的	15〜20年程度の耐久性
抗凝固薬の必要性	ワルファリンの内服が生涯必要	術後3か月間ワルファリンの内服が必要
短所	ワルファリンによる出血や胎児への悪影響リスクがあり、以下の患者への使用に注意が必要 ・高齢者 ・消化管出血 ・肝機能障害 ・出産を考慮する女性	弁の耐久性が劣る。とくに若年者では劣化が早い

　比べて血栓ができる危険性が高くなりますが、新しい弁を植込むため、逆流が残ったり再発する可能性が低くなります。
　人工弁にはカーボンなどでできた機械弁と、ブタの大動脈弁やウシの心膜などでできた生体弁がありそれぞれにメリット・デメリットがあります（**表7**）。機械弁を使うと、ワルファリンを一生飲み続ける必要があります。そのため、血液の病気や肝機能障害などでワルファ

リンを飲み続けることが困難な場合や、妊娠を希望する女性では、機械弁を避けて生体弁を考慮することとなります。ただ、生体弁は若年であればあるほど劣化しやすく、壊れてしまったら再手術を受けなければならないため、患者さんの年齢が比較的若いときは機械弁を使うことが多くなります。しかし、最近では生体弁の劣化に対してカテーテル治療で再手術を行うことが可能になっていることや、ワルファリンの内服よりも再手術のほうが良いと考える人が多くなっていることから、若年でも生体弁を使用する機会が多くなっています。

心臓弁ごとのカテーテル治療

僧帽弁の場合

　僧帽弁閉鎖不全症に対しては、弁の形などの条件が合えば弁をクリップで挟んで逆流を減らすカテーテル治療（図10）が選択できるようになっています。脚の付け根に1cmほどの傷で、人工心肺を使わず心臓も止めずに治療ができるため、外科的手術よりも身体への負担が小さいことが特徴です。一方、治療の精度は外科的手術よりも劣ります。今後はカテーテル治療による人工弁植込み術やクリップ以外

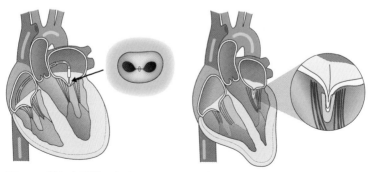

図10 ● **僧帽弁閉鎖不全症に対するクリップ手術**

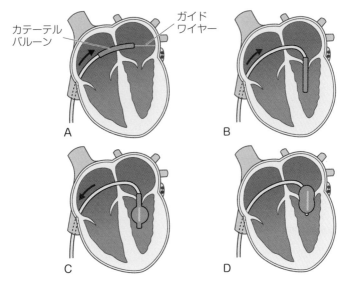

図 11 ● 僧帽弁狭窄症に対するバルーン形成術

の弁形成術が選択できるようになると考えられています。

　僧帽弁狭窄症に対してはバルーンで狭窄部を拡張させるカテーテル治療（図 11）が選択されています。

大動脈弁の場合

　大動脈弁狭窄症には、カテーテルで生体弁を植込む TAVI（図 12）が選択できるようになっています。脚の付け根の小さな傷で治療できることが多く、血管が細い場合は胸や鎖骨の下を切開することもあります。外科的手術よりも身体への負担が小さいことが最大のメリットですが、長期成績が不明な点や弁の形状によっては不向きであるというデメリットもあります。外科的手術との選択は、年齢や体力、弁の形状などで判断されます。

　大動脈弁閉鎖不全症に対するカテーテル治療は現時点で日本では行われていませんが、今後選択できるようになる可能性があります。

 JCOPY 498-13664

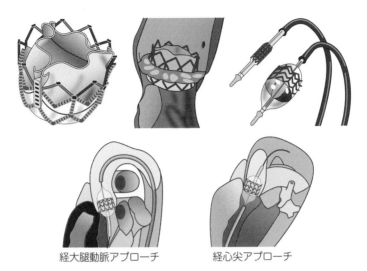

経大腿動脈アプローチ　　　　経心尖アプローチ

図12 ● 大動脈弁狭窄症に対する経カテーテル的大動脈弁植込み術（TAVI）

三尖弁の場合

　三尖弁閉鎖不全症に対するカテーテル治療は、現時点で日本では行われていませんが、今後クリップや人工弁の植込みなどのカテーテル治療が選択できるようになる可能性があります。

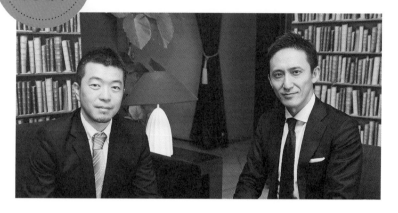

柴山謙太郎
東京心臓血管・内科クリニック院長

×

田端　実
虎の門病院循環器センター外科特任部長
東京ベイ・浦安市川医療センター心臓血管外科部長

良いハートチームの見極め方

柴山　弁膜症をはじめとする心臓疾患の治療にあたって「ハートチーム」という言葉が私たちの間では一般的になりつつあります。患者さんにはまだ馴染みが薄いかと思われますが、まずはこの「ハートチーム」についてご説明いただけますか。

田端　そうですね。まず、一般的にこれまでは心臓手術は心臓外科医が、薬やカテーテルでの治療は循環器内科医が担当するという分業体制になっていました。そのため、同じ病気であったとしても患者さんが最初に循環器内科に受診したか心臓外科に受診したかによって、治療選択が変わってくるという可能性がありました。

柴山　しかし、その場合は必ずしも患者さんにとって最適な治療を選択できていない可能性があります。本当はカテーテル治療が適し

ている患者さんに対して無理に開胸手術になるとか、その逆もありえますよね。

田端　そうなのです。そこで、たとえ患者さんの最初の受診科が異なっていたとしても、患者さんにとって常に最適な治療方法を提供できるチームワークが必要という考えに自然となっていきます。心臓血管外科・循環器内科・コメディカルの垣根を取り払って患者さんをチーム全体で診る、チーム全体で治す、という仕組みが「ハートチーム」となります。

柴山　チームの力でそれぞれの患者さんに最善の心臓治療を提供するのがハートチームというわけですね。最近ではこのハートチームによる治療をうたっている医療機関も増えてきましたが、その内容は千差万別だと思います。患者さんが良いハートチームを見極めるために注意すべきポイントは何でしょう。

田端　いくつかありますが、まずは心エコー専門医の存在が重要ですね。弁膜症を治療するにあたっては、治療する人だけではなくて、きちんと診断できる人、そして治療の結果を評価できる人、つまりきちんとした心エコー専門医がいるかということだと思います。

柴山　このことは手術をすることで得られるメリットと手術のリスクを比較する際に重要ですよね。

田端　その通りです。さらには、手術の仕上がりを評価するのも心エコー専門医の大事な役割です。次のポイントとしては、チーム内のコミュニケーションが円滑にとれているかということだと思います。これは患者さんが調べることは難しいかもしれませんが。

柴山　それは紹介元の医師が見極めておく必要があるかもしれませんね。あの病院のハートチームはチーム内での連携も円滑であるとか、あるいは対外的にもしっかりとしたコミュニケーション力が

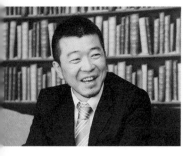

あるとか、病院とクリニックでは病診連携のための勉強会なども多くありますので事前にそこらへんを確認できると思います。

田端 そうですね。実際に病院のハートチームと連携しているかかりつけ医の意見は非常に役立つと思います。あとは、内科・外科の連携がスムーズかという点については、例えば内科の外来で患者さんを診ていた循環器内科の医師が、やはり手術が必要そうだとなったときにその場で心臓外科医に電話をして連絡をとってくれるとか、そういう循環器内科と心臓外科の間での敷居の低さは大切だと思います。

柴山 なるほど。確かに患者さんから見ていても、その情報の連絡がスムーズかどうかというのは雰囲気でわかるかもしれませんね。

田端 そうですね。その敷居が高いところというのは、やはり上手くコミュニケーションもとれずに何だかギクシャクしていますし、チームとしても機能していないことが多いのではないでしょうか。われわれの施設では、毎日朝のカンファレンスから夜のカンファレンスまで何回も顔を合わせていますね。

柴山 確かに、「ちょっと患者さんみてほしい」とお願いしたら、心臓外科の先生が飛んでくるような施設は信頼できると思います。逆に循環器内科の先生が、情報を心臓外科の先生に連絡するのに妙に遠慮しているように見えることとか、そういうのはハートチーム力を測るうえで要注意かもしれませんね。次に、循環器内科医や心臓外科医以外のスタッフについてはいかがでしょうか。

田端 もちろん非常に大切です。手術の結果には術後の治療やリハビリが大きく影響しますので、例えば理学療法士などのリハビリス

 JCOPY 498-13664

タッフが充実しているかどうか、また、集中治療医など手術後の管理を行う医師がいるかどうかは、ハートチームの質を見極めるのに重要な点です。

柴山 患者さんがこれらの情報を集めるためにホームページは参考になりますか？

田端 ホームページもある程度参考にはなるでしょうけれども、遠慮せずに直接外科医にきいてみたらどうでしょうか。例えば手術を受ける際に、「術後管理やリハビリは誰がやるのですか？」とか、「何人くらいの体制で、どういう仕組みなのですか？」などと聞いてみるのも良いかもしれません。少ない人数の心臓外科医が術後管理もやっているような場合や心臓リハビリの専門家がいないような場合は、心臓手術後の患者さんをしっかり診療するのに十分な体制がとれていないかもしれません。

柴山 なるほど。しかも、それにきちんと誠実に答えてくれないような医療機関は、そもそも問題だということですね。

田端 そう思います。

柴山 あと、いくらハートチームと言えども、もちろん個々のスキルも重要ですよね。

田端 それはもちろんそうです。まずは個々の高い専門スキルがあってのハートチームです。ハートチームはなんとなく皆で仲良くやればいいということではまったくありません。それぞれが自分の専門分野においてトップレベルの実力を持っていて、そういう人たちが集まって上手くコミュニケーションをとりつつ協働できているのが良いハートチームであると考えます。

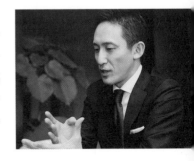

柴山　その通りですね。紹介元の医師や患者さんとしては、カテーテル治療を受けるにしても、心臓外科手術を受けるにしても、その施設ではカテーテル治療も手術も、あるいは心エコーも、すべて一定のクオリティーできちんとできているのか、そういう情報を集めることが大切になりますね。

田端　加えて、特に高齢やハイリスクの人は心臓以外の病気を併せて持っていることがあります。そのような患者さんにとっては、心臓以外の病気にもいつでも対応できる体制が整っているかどうか、ということも大事なポイントだと思います。

ハイブリッド外科医

柴山　先生は「ハイブリッド外科医」という概念を提唱されていますが、こちらについて教えてください。これはかなり新しい概念ですよね。

田端　そうですね。弁膜症に対してこれまでは開胸手術が唯一の根治治療でした。しかし最近ではカテーテルで弁膜症を治すという方法も主流になってきています。「ハイブリッド外科医」は手術だけでなくカテーテル治療も自分で手がけられる外科医のことです。

柴山　カテーテル治療は、いまの日本では多くの施設で循環器

ハイブリッド外科医が行える、大動脈弁狭窄症に対する治療方法

TAVI	AVR
・経大腿 TAVI（穿刺、オープン）	・胸骨正中切開 AVR
・経腸骨動脈 TAVI	・MICS AVR
・経心尖 TAVI	・弁輪拡大を伴う AVR
・経鎖骨下動脈 TAVI	・大動脈基部置換術
・経大動脈 TAVI	
・経頸動脈 TAVI	

TAVI: 経カテーテル大動脈弁植込み術
AVR: 開胸大動脈弁置換術
MICS: 低侵襲心臓手術

内科がやりますよね。

田端 その通りです。しかし、手術の知識やスキルはカテーテル治療にも役立ちますので、心臓外科医がカテーテル治療をやることの強みは大きいと考えています。

柴山 循環器内科のカテーテル治療をする先生が、今から心臓外科手術を勉強して、心臓手術もできる「ハイブリッドカテーテル医」になることはほぼ不可能ですよね。

田端 それは難しいでしょうね。やはり両方やるとしたら心臓外科医になるかと思います。

柴山 それでは、「ハイブリッド外科医」の意義という点はいかがでしょうか。

田端 これには大きな意義があると考えています。手術でもカテーテル治療でも、当然自分でやるとそれぞれの治療法に関してより詳しくなります。論文も両方の分野について読むようになるし、両方を実践するわけですからそれぞれの長所・短所がよくわかります。手術の知識やスキルをカテーテル治療に活かしたり、カテーテル治療の知識やスキルを手術に活かすことで、それぞれの技量や工夫が高まります。さらには、治療方法を選ぶ際に偏った選択にならなくなります。通常、カテーテル治療のみを行う医師はカテーテル治療を選択したがり、手術治療のみを行う医師は手術治療を選択したがるものです。ハイブリッド外科医はどちらも行うため、どちらかの治療方法を強引に選択する必要がありません。これは患者さんに対してものすごいメリットになるかと思います。本当に

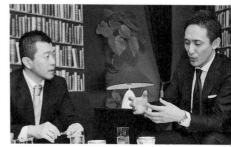

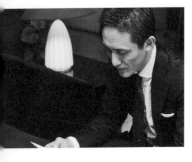

患者さんのためにどちらがいいかという視点を持って、公平な目線で治療方法を判断できるのです。

柴山 なるほど。確かに1つの治療しか選択できないとなると、どうにかその治療に当てはめようとして、治療に適していない患者さんに対して無理な治療を選択してしまう危険性もあるわけですね。

田端 もうひとつのメリットとして、ハートチームのなかにハイブリッド外科医がいるとチームも上手く機能すると考えています。両方の治療をわかっている人がいれば、そこはやはりチームの決断とか協力もスムーズに進みます。これは経験豊富な心エコー専門医が、開胸手術かカテーテル治療かについて公平な目線で意見を言うことができることと同じかもしれません。

　ですので意義は3つと思います。すべての治療に詳しくなって質を向上できること、偏りなく治療選択ができること、あとはハートチーム内の連携を潤滑にできることです。

柴山 術者が治療の選択肢をたくさん持っているということは素晴らしいことだと思います。紹介する医師としても、そのような先生や施設であれば安心して紹介することができます。なお、患者さんがどの先生が「ハイブリッド外科医」なのかを調べることはできるのでしょうか？　ハイブリッド外科医としての特別な資格など現在はないので、そこから調べることはできませんよね？

田端 例えば大動脈弁狭窄症に対するTAVI（Transcatheter Aortic Valve Implantation、経カテーテル大動脈弁植込み術）などは、実施医や指導医という資格があって名簿も出ているので、そうい

JCOPY 498-13664

うものを調べるのは一つの方法です。僧帽弁閉鎖不全症に対する
カテーテル治療については実施医の名簿などはありませんし、外
科医で実際にやっている人は極めて少ないです。

柴山　そうですね。実際に患者さんご自身が治療医師についてホーム
ページで確認するという感じになりますでしょうか？

田端　そうですね、ホームページも良いですが、やはり担当医師に直
接聞いてみるのが確かだと思います。

柴山　「心臓外科医の先生がカテーテル治療もやっていますか？」と
確認するということでしょうか。

田端　はい、そうです。前述したようにハイブリッド外科医の意義は
大きいので、ハイブリッド外科医がいることはハートチーム力を
測るうえでひとつの指標になるかもしれません。

柴山　なるほど。

田端　しかし、心臓外科医が必ずしもハイブリッド外科医である必要
はないですし、ハートチーム内にハイブリッド外科医が必須とい
うわけではありません。

柴山　つまり、循環器内科と心臓外科が本当に潤滑にコミュニケー
ションをとれていれば、問題はないわけですよね。

田端　そうです。患者さんはそこを担当医に聞いてみると良いと思い
ます。例えば、心臓外科の先生に手術を勧められているときに、

「循環器内科のカテーテル医とも話
し合っているのですか？」という感
じで。

柴山　たしかに。そこはむしろ患者さん
を治療する心臓外科医であれば事前
にカテーテル医の意見を聞いておい
てほしいところですよね。もしその

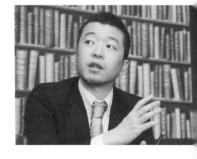

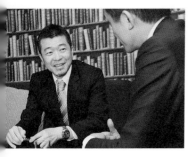

確認がなかった場合、あるいはそも そも心臓弁膜症に対して治療をする カテーテル医や心臓外科医がそろっ ていない施設では、心臓弁膜症に対 する治療の公平性を保てていないと 考えるべきでしょうね。

田端 患者さんには不安に思うことやわ からないことを何でも聞いてほしいと思っています。不安やわか らないことを抱えたまま手術を受けるのは、患者さんにとっても 医師にとってもマイナスです。例えば、「手術は先生がやってく れるのですか？」と聞かれることがありますが、大事な質問です よね。

ズバリ、そのチームに心エコー専門医はいますか？

田端 心臓弁膜症の治療をするにあたって、心エコー専門医は必須で す。

柴山 どのような点で心エコー専門医が必須だと思われますか？

田端 3点あげることができます。まず、患者さんに手術適応がある のかを確認する作業が重要であり、紹介元の先生による診断をも とにして実際に手術する前に必ずダブルチェックするわけです。 万が一でも治療適応のない患者さんに対して治療をしてはいけな いわけです。そこでは心エコー専門医による意見がとても重要に なります。

　次に、心臓弁膜症に対して開胸手術にするのか、カテーテル治 療を行うのか、最適な治療方法を選択するときに心エコー専門医 が同じ施設内にいることは必要条件と考えます。治療方法の選択

は一人の意見だけでなくハートチームでのすべての意見の合意が重要です。心臓外科医は開胸手術についてよく知っているので手術が適していると言いますし、カテーテル治療医はいやいやこの患者さんにはカテーテル治療もできると言うわけです。そのなかで治療方法の選択において公平に意見を述べることができるのは、心臓弁膜症について経験が豊富な心エコー専門医であり、その意見は治療方法の選択において重要な意見となるわけです。

　3つめは、手術やカテーテル治療を実施するときには、術中や術後の心エコー評価を担うのは心エコー専門医であるべきです。もし術中の心エコー評価が甘くなってしまうと、結局、治療自体が中途半端な仕上がりで終わってしまう可能性があります。また、長期にわたって術後の弁の状態を評価していくことも心エコー専門医の重要な仕事です。

柴山　術者に対してしっかりと心エコーの専門家としての公平な意見を述べる存在が必要ということですね。

田端　そうです。術者にとって治療適応や治療結果を厳しく公平な目で評価をしてもらうことは非常に重要です。もし術中に心エコー専門家の評価でその治療の仕上がりが不完全であることがわかった場合、その場でさらに手を加えてより良い結果につなげることができます。しかし、もし術中にそのような厳しい意見がなく術後になって手術が不完全であることがわかった場合、気軽にもう一度手術をやり直すというわけにはいきません。これは、患者さんの長期的な予後を考えるとすごく重要なことで、やはり心臓外科医やカテーテル治療医などの術者が厳しく評価され

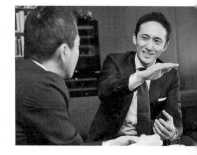

ていることは重要になります。

柴山　確かに。それを言えるのは、ある意味経験を積んだ心エコー専門医くらいしかいませんね。しかし、心エコー専門医も常に心臓弁膜症に対する知識をアップデートし経験を積んでおく努力を欠かしてはいけません。そのような経験豊富な心エコー専門医であれば術者としても評価されることを素直に受け入れられるかもしれませんね。

田端　まさにそういうことです。その建設的なサイクルによって手術やカテーテル治療の質が向上していくわけです。

小さい傷の手術やカテーテル治療もあります

柴山　小さい傷やカテーテルの手術について教えてください。

田端　標準的な心臓手術は「胸骨正中切開」で行われます。胸の真ん中を切り、胸骨という骨を電ノコで切って広げるアプローチで、現在も多くの心臓手術がこの方法で行われています。しかし、弁膜症手術に関しては、僧帽弁、大動脈弁、三尖弁のいずれを治療する場合でも、胸骨を切らずに肋骨と肋骨の間から行うことができます（低侵襲心臓手術〔MICS〕。イラスト参照）。

　これらの方法には、術後の回復が早い、出血や輸血が少なくてすむ、胸骨の感染が起きないなど、さまざまなメリットがあります。しかし、技術的な難易度が高いので、MICSに習熟した施設で受けることが望ましいです。

MICS

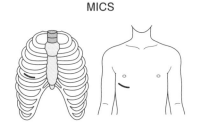

　また、MICSには肋骨を広

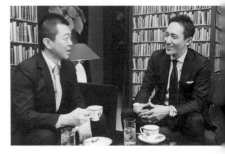

げて行う直視下 MICS と内視鏡を用いて肋骨をまったく広げずに行う内視鏡下 MICS があります。内視鏡下 MICS は数センチの小さな創で行う手術で、創の隣の 1 cm 以下の孔から内視鏡を入れ、術者がモニターを見ながら行うものです。もちろん痛みが少ないことや創が目立たないことは大きなメリットなのですが、内視鏡モニターを用いるので、麻酔科医、人工心肺の技師、看護師など手術室のスタッフ全員が、進行する手術の状況や外科医の考えを共有することができます。さらに後で映像を示して内科医に説明することもできるので、ハートチームのコミュニケーションツールとしての役割も大きいです。

柴山　なるほど、カテーテル治療に関してはいかがでしょうか？

田端　MICS よりもさらに低侵襲なのがカテーテルによる治療です。心臓の外科手術は、基本的には人工心肺という機械を使って心臓を停止させて行います。たとえ MICS であっても同じです。それをなくしてしまったのがカテーテルによる治療です。カテーテル治療は、足の付け根の 1 cm 以下の創で、人工心肺も使わず心臓を動かしたまま行うため、患者さんの身体の負担はとても少なくなります。

　しかし、デメリットもあります。例えば、外科手術による大動脈弁置換術の場合、傷んだ弁をきれいに切り取って、そこに針と糸で人工弁を縫いますので、どんな弁の形やサイズであっても確実に人工弁を留置することができます。一方、カテーテル治療の TAVI の場合、患部を実際に見ることなく、レントゲンによる透

視画像を見てここかなというところに、既存の弁を押しのけて人工弁を金網でひっかけてくるという工程のため、手術に比べるとやはり精度が若干落ちると言わざるを得ませんし、弁の形やサイズによっては不確実性が高くなることがあります。

柴山 低侵襲になればなるほど詳しい術前評価が必要ということですね。

田端 はい、適応と治療プランをより慎重に決めなくはいけません。

柴山 その他の問題点などはありますか？

田端 新しい治療になればなるほど長期的な成績がわかっていない、という点も見逃してはならないでしょう。

柴山 なるほど、これを解決するためには時間が必要ですね。

田端 そうですね。ただ、こちらに関して最近では大動脈弁狭窄症に対するカテーテル治療では5〜10年後の長期成績で耐久性の悪化はないというデータも出てきています。これからさらにデータは集まってくるのではないかと思います。

柴山 ありがとうございました。

JCOPY 498-13664

アフターケアが大事

第 5 話
手術は新たな第一歩

「先生、まだ傷口が少し痛みますが、思ったよりも体が動きそうです。ありがとうございます。」

カテーテル治療翌日の朝、術者の駒込が集中治療室で回診をしたときにタカ子が思わず気持ちを口にした。

「昨日の治療は大きな問題もなくうまくいきました。もちろん今後に問題が生じる可能性はありますが、ひとまずは安心です。治療を終えたばかりですが、今日には一般病棟に移ります。退院まではしっかりリハビリが必要ですよ。」

「元気に歩いて退院できるようにリハビリを頑張ります。」

「山田さん、体調は問題ありませんか。今日は立って廊下を真っすぐ歩いてみましょう。」

「太ももに傷があったので立ち上がるのは少し不安でしたが大丈夫そうです。」

担当の理学療法士と一緒に初日は廊下を歩くことから始まり、徐々に距離を長くしたり階段を上り下りしたりする訓練も問題なくこなしていった。

「まだ治療の疲れが残っている気がしますが、階段を上っても以前のような息切れはしなくなった気がします。」

「そうですね。治療前にチェックさせてもらったときよりも、山田さんの顔色が良い気がします。退院した後も体を動かすことを続けてくださいね。」

その後、夕方に管理栄養士から退院後の食事についての説明を受け、

薬剤師から内服薬についての詳細な説明を受けた。また、退院前には病棟管理を担当していた医師から退院後の体重管理や日常活動度をどの程度にすればよいか、定期受診の重要性について説明があった。

　入院中のすべての予定を終えたあと、タカ子は病室で少し疲れた顔で朋子に小さな声で話しかけた。

　「今までは何も気にせずに暮らしていたけれども、心臓の治療後ということでいろいろと気にしなければならないことがあるんだね。明日が退院だけれども大丈夫かしら。」

　「お母さん。病気を見つけてもらって治療までできたんだから、元気な状態を維持できるように一緒にやっていこうね。家ではレイナとワンちゃんが楽しみに待っているよ。」

　「ありがとう。あの子たちに会えるのは楽しみだね。新しい生活にはすぐに慣れて、元気でいることが一番だね。」

　退院後1か月たってタカ子と朋子はクリニックの診察室にいた。

　「こんなに犬の散歩が楽になるとは思いませんでした。6か月前、柘植先生に胸の音を聴いてもらったことから始まりましたね。」

　「そうでしたね。でも実は、山田さんご自身が症状に気づいたことが一番大きいことだと思っています。本当の始まりはそこからですね。」

　「私も症状について最初は認めたくなかったんですが、家族の言葉やサポートに助けられました。」

　「これからは弁膜症の治療後という新しい生活が始まります。体調を維持できるように一緒にやっていきましょうね。」

　タカ子は柘植の言葉を聞いて大きく頷き、笑顔で応えた。

　「今後は生まれ変わったつもりで人生を楽しみたいと思います。よろしくお願いします。」

- ☑ 術後の食生活において、摂取カロリー量の適正化、塩分の制限、アルコール摂取の注意、適度な野菜摂取が重要です。
- ☑ 運動や仕事は主治医に相談のうえ、徐々に活動量を増やしていってください。
- ☑ 術後に感染すると重篤化する可能性がありますので注意が必要です。

　心臓弁膜症では、外科手術やカテーテル治療を行うことによって患者さんの症状や予後が大きく改善します。一方で、治療後の状態を保ち治療効果を高めるためには、食生活や適度な運動など生活における工夫が欠かせません。外科手術やカテーテル治療のあとで生活がどのように変化するのか、患者さんが抱える不安は多いと思いますが、あらかじめ注意すべきことを知っておくことで不安がやわらぐこともあります。

毎日すべき健康チェック

　術後生活をチェックするためには毎日すべき健康チェックを欠かさずに行っていくことが重要です。自分の体調や心臓の調子を常に知っておくことで再発を防止して健康状態を維持していくことができます。チェックポイントは以下の3つがあります。

血圧、脈拍

　術後に血圧や脈拍が徐々に変化していくことがありますので毎日チェックしましょう。弁膜症の治療をすると体調が改善するにしたがい血圧が上昇することがあります。血流の改善や体重の増加などが原

因となりますが、高血圧は心臓弁膜症の術後再発の要因ともなりますので注意が必要です。また、術後には不整脈などが現れる場合があります。

　血圧は起床後1時間以内と就寝前のともにリラックスしたタイミングで1日2回計測しましょう。起床直後や帰宅直後などのタイミングではリラックスできていない可能性がありますので、普段よりも高値となってしまう可能性があります。脈拍は1分間の脈拍数を測り、脈の強さ、脈が規則的かどうかを確認していますが、一般的な血圧測定器で血圧測定の際に同時にチェックすることができます。

体重

　毎日決まったタイミングで体重を測りましょう。体重の増減の陰にさまざまな病気が隠れている可能性があります。例えば、心臓の調子が悪くなると体に水分がたまってむくみ、体重が増えることがあります。また、体重が増加すると、糖尿病や高血圧や高コレステロール血症に注意しなければなりません。食べ過ぎや飲み過ぎ自体が心臓に大きな負担をかけてしまうので、体重の変化を気にかけるようにしましょう。

症状

　毎日生活するなかで自覚できるものがあれば、すぐに主治医に相談して下さい。例えば、心臓の調子が悪くなると、体に水がたまって顔や手足にむくみが生じたり、肺に水がたまって咳、痰、息切れが生じたりすることがあります。また、動悸、めまい、ふらつき、脈の乱れなど、不整脈の症状が現れることもあります。これらの症状は術後の再発などが原因となって生じていることもありますので注意が必要です。

食生活の改善

摂取カロリー量の適正化

　まず、術後の患者さんの食生活を改善するためには、摂取カロリー量を適正化していく必要があります。適正なカロリー量を摂取するために必要なのは「食べ過ぎない」ことです。もし標準体重を超えているようであれば、減量のためにカロリー制限が必要なのは言うまでもありません。術後に体調が回復してくると食欲が増えてくるので注意が必要です。

　それでは、摂取カロリー量はどれくらいが適正なのでしょうか？摂取カロリー量はまず標準体重を求めたうえで、日々の活動量の程度によって標準体重に 25〜40 kcal を掛けて計算することができます。普段の生活の活動量は、デスクワークや主婦など「軽い仕事」であれば 25〜30 kcal、立ち仕事が多い職業など「中等度の仕事」であれば 30〜35 kcal、力仕事の多い職業など「重い仕事」であれば 35〜40 kcal を掛けることになります。標準体重と摂取カロリー量は以下の式で求めます。

　　標準体重（kg）＝身長（m）×身長（m）×22

　　摂取カロリー量（kcal）＝標準体重（kg）×活動量による係数

　つまり、身長 170 センチの患者さんであれば標準体重は、

　　1.7（m）×1.7（m）×22 ＝ 63.6（kg）

となります。

　この患者さんが中等度の仕事をしている場合、標準体重に 30〜35 kcal を掛けることになります。

　　63.6（kg）×30 ＝ 1,908

　　63.6（kg）×35 ＝ 2,226

が摂取カロリー量となり、1,900〜2,200 kcal がこの方の 1 日に適正な

JCOPY 498-13664

摂取カロリー量と判断することができます。

　太り気味の患者さんの場合、適正なカロリー量を摂取することで多くの異常が解決することもよくあります。いきなり標準体重を目標に減量するのが無理であっても、まずはいまの体重を5％でも減量すれば目に見えた効果が現れます。

食塩の過剰な摂取を控える

　次に術後の食生活で重要なことは食塩の過剰な摂取を控えることです。食塩の過剰な摂取は心疾患を悪化させるリスク要因として知られており、術後には食生活の見直しなどによってこうした増悪リスクを低減することができると考えられています。

　日本人は世界的に見ても食塩の摂取量が多く、その1日あたりの摂取量は10gを超えているとされます。日本心臓財団が推奨している1日あたり食塩6g未満を大きく上回っているのが現状です。食塩を取りすぎると水分を体にためてしまうため体重が増えたり、体内で食塩を排泄しようとしたりすることで結果として血圧が上昇してしまいます。そのため、心疾患の危険なリスクである高血圧の発症率を高めます。また海外の調査では、1日あたりの食塩の摂取が少ないほど、心筋梗塞や脳卒中といった疾患の発症リスクが低下することが報告されており、心臓弁膜症の術後の再発予防においても同様に考えます。

　減塩のためには、現在1日に摂取している食塩量の半分を目標として1〜2割ずつ徐々に減らしていく方法が効果的です。とくに加工食品や調味料、汁物など、食塩量が多いものをあらかじめ把握しておくことで減塩対策に取り組むことができます。

アルコールの過剰摂取にも注意

　また、過剰なアルコール摂取にも注意が必要です。アルコールは理論上、1gあたり7kcalのカロリーがあると言われますが、実際には

それほどはなく、カロリー過剰になることはあまりないとされています。一方で問題なのは、アルコールによって食欲が進んでしまい、摂取カロリー量が増えやすくなることや塩分の高いおつまみを摂取しやすくなることです。また、アルコールは食事でとった脂肪の代謝を抑制し、中性脂肪が高くなる高脂血症の重要な原因とされています。

これを避けるため、術後の患者さんがアルコールをたしなむ場合は、適量（1日ビール中瓶1本、日本酒1合、ウイスキーダブル1杯まで）を守ってください。中性脂肪の高い人が禁酒をすれば、きわめて有効な治療となります。

野菜の摂取が重要！

最後に、術後の心臓にやさしい食生活ではさまざまな栄養素が含まれている野菜の摂取も重要です。例えば野菜に含まれているカリウムは、適切な量を摂取することで交感神経が抑制されて、体内のナトリウムが腎臓から排泄されやすくなり、血圧を低下させる効果があります。また、血管内皮を保護する作用もあり、動脈硬化や脳卒中の予防に効果的です。また、野菜に豊富に含まれている食物繊維も見逃せません。食物繊維は食塩やコレステロールの消化管での吸収を抑え、消化管の動きを改善して排便を促進します。海草に含まれる食物繊維はアルギン酸という多糖類ですが、アルギン酸は直接血管を弛緩して高血圧を抑制することもわかってきました。

一方で野菜の摂取には注意すべき点もあります。腎機能が低下していたり、血液透析中の患者さんは、カリウム摂取を1日1.5〜2.5gまで制限したり、生野菜を避ける必要があります。また、野菜に含まれるビタミンKは心臓病で頻繁に使用される抗凝固薬であるワルファリンの効果を弱めますので、内服中の患者さんは注意が必要です。理想的な野菜の摂取量は1日あたり350gと言われており、このうち120gは緑黄野菜を摂取することが薦められています。

JCOPY 498-13664

退院後の運動、仕事への復帰

　手術やカテーテル治療で入院すると、足腰の筋力が弱って体力が低下します。また、心臓弁膜症の手術では心臓を一時的に止めることによって、術後に心臓の機能が一時的に悪くなることもあります。そのような理由から、個人差はあるものの手術が終わった直後から1～2か月程度は思ったよりも元気な状態ではないかもしれません。しかし、なるべく早くそのような状態から改善させるために、術後早期から体を動かしてリハビリを行うほうが早期に回復していくことがわかっています。入院中から心臓リハビリテーションを行うのもそのためです。

　そして退院後も、日常での活動量を設定して適度な運動やリハビリをすることによって、心臓の機能や体力は徐々に回復していきます。そして適度な運動を継続していくことによって体中の血液の循環は良くなり、術後の生活の質を高めることができます。医師と相談して、術直後は手術の傷にさわらない範囲で積極的に運動を取り入れてください。胸骨正中切開による開胸手術を受けた方は、胸骨が完全に癒合するまで3か月ほどかかるため、術後3か月間は胸骨に負担のかかる動作は避けてください。例えば、重いものを持ち上げることや、胸を直接ぶつけるようなことは胸骨に大きな負担がかかってしまうため、注意が必要です。

　退院後の運動はまずはウォーキングから始め、慣れてきたらほかの運動も取り入れてください。また、これも個人差がありますが、ゴルフ、テニス、水泳などのスポーツは術後1～3か月ころから可能になります。患者さんごとに、もともとの筋力や持病、心臓の調子、そして手術の内容などが異なりますので、医師に相談しながら無理のない範囲で運動を取り入れて下さい。抗凝固薬や抗血小板薬を服用してい

る患者さんでは、血が止まりにくくなっているため、ケガに注意してください。

退院後の仕事について不安を感じる患者さんも多いと思います。しかし、弁膜症の手術を受けたあとに大きな合併症がなければ、ほとんどの患者さんは仕事への復帰を果たすことができます。ご自身の体力や心臓への負担を考えて、医師や職場の担当者などと相談しながら、仕事復帰までの時間や復帰後の仕事内容について計画を立ててください。

感染の予防

TAVI（経カテーテル大動脈弁植込み術）を含む弁置換術後や弁形成術で人工弁輪を使用している患者さんは、とくに感染に注意してください。例えば、歯科での抜歯の際に口腔内の細菌が血液中に入り、人工弁や人工弁輪につくと感染性心内膜炎というやっかいな病気になり、長期の抗生物質治療や再手術が必要になります。そのため、歯科治療やその他の手術が必要となった場合、必ず術後にみてもらっている主治医と相談のうえ、抗生物質やワルファリンについても服薬指導を受けることを忘れないようにしましょう。普段から虫歯予防に努めることも大事です。そのほか、何気ないケガによる化膿創、かぜをこじらせての扁桃腺炎や肺炎、膀胱炎から高熱を発する尿路感染症などにも要注意です。

性生活や妊娠について

性行為は心臓に負担がかかり、症状が悪化する場合があります。そのため、性生活は普段の生活ができるようになって体調と相談しながらということになります。ベータ遮断薬などの心不全治療薬を服用されている方は、勃起障害になることがあります。その対策として、勃

起障害治療薬（バイアグラなど）を使用されることもあると思いますが、勃起障害治療薬には、めまい、低血圧、体の熱感などの副作用があり、ほかの薬の影響により副作用が強く出る場合もあるため注意が必要です。また、バイアグラは狭心症の発作時に使う血管拡張薬のニトログリセリン製剤との飲み合わせが悪く、血圧の下がった状態が続き死にいたる例もみられます。勃起障害治療薬を使用する場合は、必ず弁膜症の主治医に連絡してください。

　妊娠についても注意が必要です。妊娠中にワルファリンを服用していると、胎児に影響が出ることがあります。また、ワルファリンを内服している状態で授乳をすると、お子さんに出血傾向が現れることがあるため主治医とよく相談しましょう。

2　どんな手術だったか知っていますか?

☑ 術後に覚えておく必要があるのは、手術を受けた日時や医療機関の名前です。
☑ 手術に関する書類、とくに特定医療機器登録用紙があれば保管しておいてください。
☑ 医療機関によっては、手術に関する医療情報が5年以上は保管されないことがあります。

手術日時と医療機関をメモする

　手術が終わったあとに患者さんは自分の手術について、何をどの程度まで知っておくと良いでしょうか。万が一、手術を受けてからしばらく経って問題が発生した場合、別の病院で緊急に処置を受けるよう

なことになっても、医師はエコー検査などによって患者さんの状況を調べたり、手術を受けた医療機関に治療経過の情報を照会したうえで、適切な治療を行っています。そのため、手術を受けた日時や手術を行った医療機関の名前など大まかな情報を知っていれば、手術内容の詳細まですべて知らなければいけないというわけではありません。

特定医療機器登録用紙があれば保管する

　一方、どの心臓弁に対してどのような手術、つまり弁置換術なのか弁形成術なのかあるいはカテーテル治療なのか、について記録しておくことは、健康管理のためにも有効と考えられます。また、弁置換術を受けて人工弁を入れた場合や弁置換術で人工弁輪を入れた場合は、医療機器メーカーから患者登録のための登録用紙を渡されることになります。これは特定医療機器登録用紙（**図1**）と言われるもので、3枚の用紙に分かれています。様式1は植込み型医療機器を利用される患者さんの登録希望を確認するためのもの、様式2は植込まれた患者さんの情報（氏名、住所など）、医療機関、使用された／使用が中止された医療機器の製品情報などの詳細な内容が登録されたもの、様式3は植込まれた患者さんの氏名・住所に変更があった場合、別の医療機関に変更した場合、医療機器が使用中止となった場合に提出するものとなります。この登録制度は、病気の治療目的で人工弁や人工弁輪などの医療機器を使用された方の安全を確保するために、医療機器の安全性情報を速やかに患者さんや医療機関に提供するための制度です（**表1**）。この制度によって、体内に植込まれた生命維持に関わる医療機器に、当初予期されていなかった不具合が発見された場合、迅速に患者さんに連絡がとれるようになります。患者さんの情報が悪用されることは決してありませんので、術後には患者登録をして書類を保管しておいてください。

JCOPY 498-13664

100371480016

様式2（表）
製造販売承認取得者等

特定医療機器登録用紙
（人工心臓弁及び人工弁輪）

| トラッキング制度の説明をしました。 | 医療関係者署名 | |

1. 利用者

| （1）□登録を希望しない | 性別： 男 ・ 女 | 生年月： 年 月 |

| （2）□登録を希望する | 性別：男・女 氏名： | 生年月日： 年 月 日 |

フリガナ
住所：〒 都・道・府・県

フリガナ

電話番号： （ ）

2．植込み実施医療機関（治療・管理する病院が異なる場合は、下記3項にも記入）

フリガナ
名称： 診療科名：

フリガナ
住所：〒 都・道・府・県

フリガナ

電話番号： （ ）

3．治療・管理する医療機関（当該医療機器について相談する医療機関）

フリガナ
名称： 診療科名：

フリガナ
住所：〒 都・道・府・県

フリガナ

電話番号： （ ）

4-（1）使用する人工弁または人工弁輪

植込み年月日	年 月 日
製 品 名	
モ デ ル No.	
製 造 No.	
植込み部位	大動脈弁・僧帽弁・三尖弁・肺動脈弁 □新規 □再弁置換
連絡先会社	エドワーズライフサイエンス株式会社 植込みデータ登録係
住 所	〒160-0023 東京都新宿区西新宿6丁目10番1号 電話：03-6894-0500

4-（2）使用中止した人工弁または人工弁輪

使用中止年月日	年 月 日
製 品 名	
モ デ ル No.	
製 造 No.	
使用中止状況	摘出・その他（ ） □使用中止した人工弁または人工弁輪を解析のため返却した、または返送する予定である
連絡先会社	
住 所	
前回植込み年月日	年 月 日

重大な不具合による使用中止の場合は、当該製造販売業者の営業担当者へ情報提供をお願いいたします。

製造販売承認取得者等記入欄

注1 裏面も必ずお読み下さい。

登録日： 年 月 日（製造販売承認取得者事務記入）

様式2（裏）

記入要領（医療関係者へのお願い）

① 登録時の状況により必要事項は異なります。必要事項に関しては、もれなく記入して下さい。

② 利用者に対し、トラッキング制度の説明を実施し医療関係者署名欄に署名下さい。

③ 1．利用者の欄に記入の際は、登録を希望する／しないのいずれか一方の□に印をつけて下さい。

④ 植込み部位（固定場所）は該当部位を丸で囲んで下さい。

⑤ 前回使用された人工弁または人工弁輪の使用が中止された場合は4-（1）および4-（2）の欄に必要事項を記入して下さい。

⑥ 利用者および治療・管理する医療機関に関する変更事項は別途様式が使用されます。

⑦ 記入完了後、途中のかに1枚目（ピンク）を販売業者または連絡会社に、3枚目（黄色）を利用者にそれぞれお渡し下さい。尚、2枚目（青色）は医療機関で保存して下さい。

様式の保管等について（利用者へのお願い）

利用者に、記入済の本用紙（黄色）および未記入の登録変更用紙（様式3）が渡されます。これらの様式は大変重要なものです。利用者の氏名・住所・電話番号等の変更・訂正が必要になったときに使用しますので大切に保管して下さい。

様式に記入されている氏名・住所・電話番号等を確認して下さい。記入事項に変更・訂正が必要になったときは、下記の方法にしたがって手続きを行って下さい。

確実な情報伝達のために（利用者へのお願い）

利用者の氏名・住所・電話番号等の変更・訂正が生じた場合、登録した人工弁または人工弁輪の使用が中止された場合、または、治療・管理する医療機関を変更された場合は、登録変更用紙（様式3）に必要事項を記入の上、主治医にお渡し下さい。

図1● 特定医療機器登録用紙：様式2（上が表面，下が裏面）
〔提供元：エドワーズライフサイエンス（株）〕

表 1 ● 特定医療機器登録制度の対象となる医療機器

① 植込み型心臓ペースメーカおよびそのリード
② 植込み型補助人工心臓
③ 植込み型除細動器およびそのリード
④ 人工心臓弁および人工弁輪
⑤ 人工血管（胸部大動脈、腹部大動脈、冠状動脈に使用されたものに限る）

　病院や診療所に診療録保管義務が課されている期間は基本的には 5 年です。通常はそれを過ぎても残されているものですが、5 年以上前の手術の記録は病院に保管されていない可能性もあります。そういった場合のためにも、植込まれた人工弁などについてわかる書類などを持っておいたほうが良いでしょう。

3　心リハも大事です

- ☑ 心リハとは心臓リハビリテーションの略語で、運動療法・患者教育・生活指導を含めた治療プログラムを指します。
- ☑ 心リハでは、心臓に負担がかからないよう運動量を徐々に増やすことと、社会復帰に向けた患者教育・生活指導・運動処方が重要になります。
- ☑ 心リハの目的は、身体機能の改善、適切な運動量の設定、再発予防です。

心身の回復をめざす

　心リハとは「心臓リハビリテーション」の略語です。リハビリテーションとは失われた身体的・精神的能力を正常、または正常に近い形

JCOPY 498-13664

で機能するように回復させることを指します。身体だけでなく精神面の回復も対象となります。心リハとは「心臓病の患者さんが受ける運動療法、患者教育、生活指導を含めた治療プログラム」のことで、心臓弁膜症に対する開胸手術やカテーテル治療の患者さんはもちろん対象となります。

前述のように、手術やカテーテル治療からしばらくは思ったよりも体調が改善しないこともあり、退院翌日からすぐに日常生活や仕事復帰ができるわけではありません。むしろ創の痛みや筋力低下で思うように動けなかったり、高度に体を動かすこと自体に強い不安を抱くことがあるかと思います。こうした状況のなかで行われる「心リハ」は非常に重要なのです。

心リハのポイント

心リハで大事なポイントは、① 心臓に負担がかからないよう運動量を徐々に増やすこと、② 社会復帰に向けた患者教育・生活指導・運動処方になります。

まず、運動量に関してですが、入院中は術後に病棟でゆっくりと短時間の歩行から始めて徐々に歩行距離や時間を延ばしていきます。問題がなければ自転車漕ぎや階段昇降を開始し、少しずつ時間を延ばして運動の強度を高めていきます。こうした運動療法は心電図で心臓の働きをモニターしながら、医師・看護師・理学療法士の監視と指導のもとで行うことがほとんどですので、急に何か問題が生じてもただちに対応できる態勢になっています。退院までに日常生活や簡単な作業が可能になり、患者さんによって程度に差はありますが運動への不安を抱かずに退院することができます。

次に、社会復帰に向けた患者教育・生活指導・運動処方についてです。入院中に運動療法と並行して、術後の心不全予防のために、栄養

管理や活動度の設定など生活指導に関係するさまざまな知識を医師や看護師や管理栄養士から学び身に付けることができます。さらに退院したあとの活動度は患者さんによって異なるので、医師が患者さんごとに設定した内容を指導します。これを「運動処方」と呼びます。

心リハの目的

　心リハの目的は、身体機能の回復、運動処方の適切な設定、再発予防があげられます。術後の患者さんは、治療中および治療直後に一定期間の安静が必要で、その期間が長くなるほど持久力や筋力は低下し、筋肉量も減ってきます。心リハによって、術後に低下してしまった体力をできるだけもとの状態まで取り戻すことができます。また、運動には適切な程度や量があるため、運動強度が強ければ高い効果が期待できる反面、危険性が増しますし、逆に強度が弱すぎれば十分な効果が期待できません。効果と安全面のバランスが保てる運動内容の指導を受けることは、術後の患者さんにとって非常に大切なことです。最後に、心リハの最大の目的は再発予防です。再発予防には日常の自己管理が大変重要であり、入院中に一度指導を受けただけでは、十分に理解し実践するのはなかなか困難なものです。退院後もしばらく通院して、体重や血圧、血液検査のチェックを受け、何らかの変化があれば医師や看護師らの指導を受けることで、よく理解でき、実行しやすくなります。

4 抗血栓薬を忘れずに

☑ 人工弁や人工弁輪を使用した場合、術後に抗血栓薬の内服が必要となります。

☑ 機械弁による弁置換術後の患者さんはワルファリンの内服が生涯必要です。

☑ 抗血栓薬を内服していると、歯科治療やその他の治療を受ける際に主治医に確認が必要となる場合があります。

抗血栓薬で血栓を防ぐ

心臓弁膜症の術後に大変重要なのが抗凝固薬や抗血小板薬（まとめて抗血栓薬とよぶ）の内服です。抗血栓薬を飲むことで血液が固まりにくくなり、血栓という血の塊ができることを防ぐことができます。もし、血栓が脳の血管や心臓の冠動脈など重要な血管に飛んで詰まってしまうと、脳梗塞や心筋梗塞などの命にかかわる病気を引き起こすこともあります。抗血栓薬には抗凝固薬（ワルファリンや最近登場したDOACといわれるものです）と抗血小板薬（バイアスピリンやバファリンなど）がありますが、それぞれまったく異なる薬剤です。作用が異なる2剤の利点を生かして同時に服用していただく場合もあります。

ワルファリンの内服

弁置換術後に機械弁の患者さんは生涯、生体弁の方は約3か月間、人工弁に血栓がつかないようにする目的で「抗凝固薬（ワルファリン）」を飲む必要があります。弁形成術後も生体弁の患者さんと同

様に、約3か月間抗凝固薬を内服することがあります。また、ワルファリンと一緒に、バイアスピリンやバファリンなどの抗血小板薬が処方されることがあります。TAVI後の患者さんには抗血小板薬のみが使われることもありますが、TAVI後の最適な抗血栓療法については十分にわかっていない点もあります。

ワルファリンの効き目は、食事の量や内容（ビタミンKの量）、体調（体調の悪いときは効きすぎ、良いときは効かなくなります）、同時に服用する薬の種類、および個人差によって変わります。そのため、効き具合に合わせて薬の量を調節する必要があります。通常は2か月に1回または月1回程度、血液検査を行って薬の効果を確認しています。血液検査や定期受診の間隔は術後の経過や手術内容など、それぞれの患者さんにより異なっています。ワルファリンを含む抗血栓薬の注意点は以下を参考にしてください。

お薬の飲み忘れに注意しましょう

抗血栓薬の飲み忘れを防ぐためには、毎日同じ時間に飲む習慣を付けることが重要です。万が一飲み忘れた場合は、いつもと時間が異なっていても気付いたときに1回分を飲んで、翌日は飲む時間を少し遅らせてください。また、2日以上気付かなかった場合には、まず当日の分だけを飲んでください。前日までの分をまとめて一度に飲んではいけません。

医師から言われた通りの薬の量を飲みましょう

自分の判断でお薬の量を増やしたり減らしたりするのは、危険なので絶対にやめましょう。常に医師に指示された内服量を守って下さい。

食事の内容やその他の薬の飲み合わせに注意しましょう

食事の内容や別の薬の成分が、ワルファリンの効き目に影響してしまうことがあります。例えば、ビタミンKにはワルファリンの効果を妨げる作用があります。ビタミンKを多く含む納豆、クロレラ、

JCOPY 498-13664

青汁を食べることによって効き目を悪くしてしまうので避けてください。また、緑黄色野菜にもビタミンKが多く含まれますので、一度に大量に食べることは避けて下さい。ビタミンKの摂取量が一定であれば、それに合わせた一定のワルファリン量を処方することで対応できますが、摂取量が不安定だと効き目が安定しません。

別の薬との飲み合わせで問題が起きるのを避けるためには、抗血栓薬以外の薬を飲むときや、他に飲んでいる薬の量を調節するとき、風邪薬や鎮痛薬など市販薬を飲むときなどは、必ず主治医や薬剤師に相談しましょう。

出血やケガに注意しましょう

抗血栓薬を飲んでいると、薬の影響で出血しやすくなったり、血が止まりにくくなったりします。そのため、けがによる出血には十分気をつけてください。また、新たに手術を受けるときや歯を抜くときなど、出血する可能性のある処置を受ける場合には、必ず主治医に相談してください。場合によっては、医師と歯科医師との間で患者さんの内服薬について診療情報のやり取りが必要となることがあります。

「お薬手帳」を携帯しましょう

抗血栓薬の名前や内服量について確認できる「お薬手帳」があれば、ほかの医療機関を受診するときに内容を伝えることができ、薬の重複や飲み合わせで良くない影響が出るのを避けられます。また、「お薬手帳」を携帯しておけば、災害にあって避難したときであってもどんな薬が必要かをきちんと伝えることができます。

検査値を記録しておきましょう

ワルファリンの量を調整するためにPT-INRという検査値を確認しています。このPT-INRは血の止まりやすさを示す検査値であり、基準値よりも高い場合は血が止まりにくく、低い場合は止まりやすいと判断しています。抗凝固薬を飲んでいると血が止まりにくくな

るため、PT-INR の定期チェックが不可欠なのです。自分の PT-INR を記録しておくことは、患者さんご自身の治療の理解につながります。

　一般的な抗凝固療法では PT-INR が 2.0〜3.0 におさまるようにワルファリンを調整していますが、医師は患者さんの年齢や治療内容などによって基準値を変えています。

5 術後の定期診察の重要性

☑ 心臓弁膜症術後は、正常な心臓の状態に戻ったわけではありません。
☑ 心臓弁膜症術後に特有の問題が生じていないかを確認するうえで、心エコーが必須です。
☑ 術後 10 年以上経過した人工弁では、とくに劣化に関する評価が重要となります。

術後も定期的な診察が必要です

　心臓弁膜症に対して人工弁置換術や弁形成術およびカテーテル治療を行うということは、正常な心臓の状態に戻れることを意味しているわけではありません。つまり、新たに「心臓弁膜後」という身体的な病的状態が生じるため、生涯にわたって定期的な経過観察が必要となります。とくに心臓弁術後に特有の問題が生じていないかを確認するうえで、心エコーは絶対に欠かせない検査となります。定期的に外来で心エコーを行うことで、人工弁や形成術後の弁機能不全や心機能自体の機能低下、他の心臓弁病変の進行などの問題を早期に発見するこ

とが可能となります。また、術後10年以上経過した人工弁の患者さんでは、心エコーによる人工弁の劣化に関する評価が大変重要になります。そのような患者さんに新しい症状が出現した場合にはその原因を究明する必要がありますし、その結果として人工弁機能不全（人工弁狭窄や人工弁周囲逆流）や人工弁感染が疑われる症例では、さらに詳細な検査を行っていく必要があります。カテーテル治療後の患者さんは治療内容によって、弁置換術後か弁形成術後に特有の問題に準じて対応することになります。

弁置換術後に生じる特有の問題

人工弁狭窄

新たに息切れなどの症状を訴える術後患者さんでは、まずは心エコーを行って人工弁狭窄の有無を迅速に評価する必要があります。また、人工弁狭窄の症状を評価するためには、運動負荷心エコーが有用になります。

人工弁狭窄は人工弁に血栓が付着して生じたり、パンヌス（人工弁に用いられている材質に対しての様々な炎症反応が原因とされる肉芽組織）という組織が付着したりすることが原因となります。人工弁に血栓が付着するのは機械弁がほとんどではありますが、生体弁で生じたという報告もありますので、弁置換術を行った患者さんはすべてに注意が必要です。また、患者さんの自覚症状がない生体弁の血栓はCTで指摘されることも多く、近年ではカテーテル治療による経カテーテル大動脈弁植込み術（TAVI）で多く報告されています。人工弁の血栓やパンヌス形成などによる人工弁狭窄が心エコーで確認できた場合、原因を究明するためにはカテーテル室にて行う弁透視や心臓CTが有用となります。

人工弁狭窄が重症になると貧血や心不全をきたしてしまうため、こ

れらによる症状がみられた場合は治療が必要となります。人工弁狭窄の症状を評価するためには術前と同じように運動負荷心エコーが有用になります。人工弁狭窄の原因が血栓であるときに症状が比較的軽度であれば、ワルファリンなど内服治療を強化することで対応できる場合もあります。しかし一般的には、機械弁であれば開胸による再手術を、生体弁であれば開胸による再手術かカテーテル的治療を検討していく必要があります。

人工弁周囲逆流

　機械弁でも生体弁でも、術後に人工弁にわき漏れが生じる人工弁周囲逆流は、しばしば認められる合併症で、心エコーによる評価が最も優先されます。人工弁周囲逆流は人工弁の感染や縫合不全や機械的ストレスなどにより生じます。人工弁周囲逆流の患者さんはその多くで症状がありませんが、10人に1人程度の割合で心不全症状や貧血による症状があります。人工弁周囲逆流の症状を評価するためには、術前と同じように運動負荷心エコーが有用になります。人工弁周囲逆流に対する治療として、開胸手術による再弁置換術や部分的修復術があり、患者さんの手術リスクや逆流の程度などを考慮して選択します。また最近では、カテーテル治療による弁周囲逆流の閉鎖術が選択できるようになってきています。

人工弁感染

　人工弁置換術後の患者さんは人工弁に細菌が付着する人工弁感染が生じるリスクがあります。そのため人工弁置換術後の患者さんに対して、歯石除去を含む観血的歯科処置（抜歯など）や扁桃・アデノイドを摘出する手技などを行う場合は事前に予防的な抗生物質投与を行う必要があります。人工弁感染は心エコーや血液検査によって診断されますが、実際に人工弁感染が生じてしまうと通常の抗生物質では治療に難渋することが多く開胸手術による再弁置換術や感染巣の摘除が必

要となります。

弁形成術後に生じる特有の問題

術後逆流の再発

　弁形成術後の逆流再発は、手術手技によるものと弁尖自体の要因によるものに分けられます。手術手技によるものとしては弁尖や人工弁輪の縫合が離開、人工腱索のトラブルなどがあげられ、弁尖自体によるものとしては弁変性の進行や感染や弁尖の硬化などがあげられます。手術手技に関連する逆流再発は、ほとんどが術後1〜2年以内に生じます。一方で弁尖に関連するものは、1〜2年を過ぎたのちでも一定の頻度でみられますので注意が必要です。よって、心エコーによる観察は退院時、退院後1〜3か月、その後6か月で実施します。残存逆流のある患者さんは引き続き症状および聴診所見を外来で確認しながら年に一度の心エコーで経過を観察していく必要があります。重症の逆流がみられる場合や中等度以上で症状が明確に生じている場合などは、慎重に評価を行って再手術を考えます。場合によっては、運動負荷心エコーを施行して症状や心臓の変化を観察することは治療方針の決定に有用です。

術後弁狭窄

　弁形成術後の弁狭窄も手術手技によるものと弁尖自体の要因によるものに分けられます。手術手技によるものとしては弁尖の過剰な縫合や人工弁輪が小さいことがあげられ、弁尖自体によるものとしては弁変性の進行や弁尖の硬化などがあげられます。術後逆流の再発と同様に、手術手技に関連するものはほとんどが術後1〜2年以内に生じます。一方で、弁尖に関連するものは1〜2年を過ぎたのちでも一定の頻度でみられます。重症の弁狭窄がみられる場合や中等度以上で症状が明確に生じている場合などは慎重に評価を行って再手術を考えま

す。場合によっては、運動負荷心エコーを施行して症状や心臓の変化を観察することは治療方針の決定に有用です。

感染性心内膜炎

　弁形成術後の患者さんには人工弁輪を用いることが多いため、新たに人工弁輪に感染を生じるリスクが生まれます。また、もとの術後逆流が再発した場合も術前と同様に感染性心内膜炎のリスクが生じます。したがって、弁形成術後の患者さんに対して、歯石除去を含む観血的歯科処置（抜歯など）と扁桃・アデノイドを摘出する手技などを行う前には、予防的な抗生物質投与を行うべきとされています。　人工弁輪感染は心エコーや血液検査によって診断されますが、実際に人工弁輪感染が生じてしまうと通常の抗生物質では治療に難渋することが多く、開胸手術による再手術や感染巣の摘除が必要となります。

6　社会保障もあります

- ☑ 弁置換術後の患者さんは身体障害者福祉法で定められた福祉を受けられる可能性があります。
- ☑ 心臓弁膜症の術後患者さんはその他にも社会保障を受けられる場合がありますので、治療を受けた医療施設でソーシャルワーカーなどにご相談ください。

身体障害者手帳の交付

　人工弁を入れた人は、身体障害者福祉法で定めている内部障害の心臓機能障害にあてはまる可能性があります。内部障害とは、体の内部にある障害のことです。外見からはわかりませんが、さまざまな配慮

が必要になります。内部障害には、心臓機能障害、腎臓機能障害、呼吸機能障害などいくつかの種類があり、心臓弁膜症に対して人工弁を埋め込んでいる人は心臓機能障害に該当します。

　身体障害者福祉法により身体障害者手帳の交付を申請し、所得すると、税の免除や所得控除、交通費の割引などが受けられます。障害者手帳を取得すると、重度障害者医療費助成制度の申請が可能になります。各自治体によって自己負担額や所得制限、手帳等級が異なるため、確認が必要です。市区役所町村役場の医療給付担当課で確認しましょう。

障害年金について

　また、心臓弁膜症に対して治療したのちに病気やケガによって生活や仕事などが制限されるようになった場合、現役世代の人も含めて障害年金を受け取ることができます。障害年金には、「障害厚生年金」と「障害基礎年金」とがあります〔障害年金は、退職後に受給する厚生年金（旧共済年金）、国民年金と考え方は同じです〕。障害年金の対象となる傷病名のなかに、循環器の障害として心臓弁膜症があります。

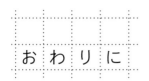

おわりに

　最後までお読みいただいた方には、心臓弁膜症とはなにか、心臓弁膜症と診断されたらどう行動するべきか、心臓弁膜症の治療とその後のアフターケアについて、これらを十分に知っていただけたのではないかと思います。

　以前に重度の僧帽弁閉鎖不全症の患者さんを診察したときの話ですが、その患者さんは息切れなどの症状がまったくなく、これまでもかかりつけの医師に「症状がなければ手術なんてしなくていい」と何年も言われ続けていました。症状はないものの左心室がかなり大きく拡大して不整脈が出ており、本来ならもう少し早い段階で手術を受けるべきであったという状態でした。ただ手術は要らないと言われ続けた患者さんを説得するのは簡単ではなく、半年ほどかけて説明し続けてようやく手術となりました。医師であっても心臓に詳しいとは限らない、心臓専門の医師であっても弁膜症に詳しいとは限らない、それは当然ありうることですので、やはり心臓弁膜症と言われたら患者さん自身で心臓弁膜症について学ぶことも重要なのです。

　サブタイトルにある「心エコー検査」と「ハートチーム」は、私たちが心臓弁膜症の診療において最も重要と考えるキーワードです。それほど重要なのにこれまであまり取り上げられてこなかったのは派手さがないからでしょうか。何となく「手術ロボット」や「神の手」のほうがスゴいと感じてしまうのはわからないでもありませんし、ドラマの主人公が心臓外科医ではなく心エコー医だったら、あまり視聴率は高くないかもしれません。ただ、弁膜症を専門とする心臓外科医か

らすると、心エコー検査とそれを実施する検査技師、実施・判読する心エコー医は、最も欠かせないパートナーなのです。私は複数の病院で心臓手術を行っていますが、優秀な心エコー医がいない病院では手術をしないことにしています。なぜなら、術前診断や術中の評価、術後のフォローアップが不十分な環境では、最高の結果を出すことができないからです。それほど重要なのに一般には知られていなかった心エコー検査や心エコー医にスポットライトを当てられたのは、本書の大きな意義のひとつだと思っています。

　もうひとつのキーワードである「ハートチーム」も医療ドラマや病院ランキング本にはあまり登場しない単語です。対談コーナーで良いハートチームの見極め方について述べましたが、「何だかはっきりしないな。ハートチームの質についてもっと明確な指標はないものか」と感じられた方も多いかもしれません。改めてまとめると、①チームの役者がそろっていること、②チーム内のコミュニケーション力、③すべての治療オプションがあることの3点がポイントです。チームの役者というのは多様な職種にわたり、すべての人材が充実しているかはチーム内部の人にしかわかりませんので、直接聞いてみるしかないわけです。私たち医療者側もそのような情報を発信することが重要だと考えています。コミュニケーション力は、対談のなかで述べたように外来受診時にでも垣間見ることができるでしょうし、治療オプションがそろっているかどうかは病院のホームページなどで調べることができます。とにかく患者さんには名医や神の手という言葉だけを鵜呑みにしないでほしいと願っています。名医でも一人では心臓弁膜症を治せませんし、神の手であっても手術の必要性や方法選択判断が誤っていたり術後管理がいい加減だと良い結果は出せないのです。

　本書には、可能であればすべての心臓弁膜症患者さんやその家族に

伝えたいことが詰まっています。私たち医師の仕事のなかで、患者さんへの病状説明は診察や検査、治療を行うことと同じくらい重要なのですが、現実では忙しい診療のなかで病状説明に割く時間は限られています。本当なら本書の内容丸ごとを自分が診るすべての弁膜症患者さんとその家族に伝えたい、ただそんなことは時間的に絶対に無理、そんなもやもやする矛盾を解決するためにも、できるだけ多くの方にこの本をお読みいただきたいと願っています。

　さいごに、本書の発案から執筆までリードしてくれた柴山謙太郎先生、中外医学社の皆さま、いつも一緒に弁膜症患者さんと向き合っているハートチームのメンバー、そして最後までお読みいただいた読者の皆様に深く感謝申し上げます。

田端　実

引用文献

第1章 ――――――――――――――――――――――――――――――

1) 厚生労働省. 平成30年人口動態統計.
2) 厚生労働省. 平成22年人口動態統計.
3) 日本循環器学会. 急性・慢性心不全診療ガイドライン（2017年改訂版）.
4) 国立がん研究センター. がん情報サービス. 2018年のがん統計予測. https://ganjoho.jp/reg_stat/statistics/stat/short_pred.html （平成31年1月現在）
5) Nkomo, VT et al. Burden of valvular heart diseases: a population-based study. Lancet. 2006; 368: 1005-11.
6) 総務省. 平成28年版 情報通信白書. 第1部 特集 IoT・ビッグデータ・AI〜ネットワークとデータが創造する新たな価値〜. http://www.soumu.go.jp/johotsusintokei/whitepaper/ja/h28/html/nc111110.html （平成31年1月現在）.
7) 国立社会保障・人口問題研究所. 国勢調査.「日本の地域別将来推計人口（平成30（2018）年推計）」.
8) 日本循環器学会. 成人先天性心疾患診療ガイドライン（2017年改訂版）.
9) Soler-Soler J, et al. Worldwide perspective of valve disease. Heart. 2000; 83: 721-5.
10) Iung B, et al. A prospective survey of patients with valvular heart disease in Europe: The Euro Heart Survey on Valvular Heart Disease. Eur Heart J. 2003; 24: 1231-43.

第2章 ――――――――――――――――――――――――――――――

1) Chiang SJ, et al. When and how aortic stenosis is first diagnosed: a single-center observational study. J Cardiol. 2016; 68: 324-8.
2) Hahn RT, et al. Guidelines for performing a comprehensive transesophageal echocardiographic examination: recommen-

dations from the American Society of Echocardiography and the Society of Cardiovascular Anesthesiologists. J Am Soc Echocardiogr. 2013; 26: 921-64.

3) Nishimura RA, et al. 2014 AHA/ACC Guideline for the Management of Patients With Valvular Heart Disease: a report of the American College of Cardiology/American Heart Association Task Force on Practice Guidelines. Circulation. 2014; 129: e521-643.

第4章

1) Nkomo VT, et al. Burden of valvular heart diseases: a population-based study. Lancet. 2006; 368: 1005-11.

2) Nishimura RA, et al. 2014 AHA/ACC Guideline for the Management of Patients With Valvular Heart Disease: a report of the American College of Cardiology/American Heart Association Task Force on Practice Guidelines. Circulation. 2014; 129: e521-643.

3) Ross J Jr, et al. Aortic stenosis. Circulation. 1968; 38: 61-7.

4) Rosenhek R, et al. Aortic Stenosis. In: Otto CM, et al. Valvular heart disease: a companion to Braunwald's heart disease. 4th ed. Philadelphia: Saunders; 2013. p. 139-62.

5) Leon MB, et al. Transcatheter aortic-valve implantation for aortic stenosis in patients who cannot undergo surgery. N Engl J Med. 2010; 363: 1597-607.

6) Pellikka PA, et al. The natural history of adults with asymptomatic, hemodynamically significant aortic stenosis. J Am Coll Cardiol. 1990; 15: 1012-7.

7) Pellikka PA, et al. Outcome of 622 adults with asymptomatic, hemodynamically significant aortic stenosis during prolonged follow-up. Circulation. 2005; 111: 3290-5.

8) Rosenhek R, et al. Natural history of very severe aortic stenosis. Circulation. 2010; 121: 151-6.

9) Tribouilloy C, et al. Outcome after aortic valve replacement

for low-flow/low-gradient aortic stenosis without contractile reserve on dobutamine stress echocardiography. J Am Coll Cardiol. 2009; 53: 1865-73.

10) Marechaux S, et al. Usefulness of exercise-stress echocardiography for risk stratification of true asymptomatic patients with aortic valve stenosis. Eur Heart J. 2010; 31: 1390-7.

11) Antoine C, et al. Clinical outcome of degenertive mitral regurgitation. Circulation. 2018; 138: 1317-26.

12) Dziadzko V, et al. Outcome and undertreatment of mitral regurgitation: a community cohort study. Lancet. 2018; 391: 960-9.

[著者略歴]

柴山謙太郎（しばやま　けんたろう）

循環器専門医、超音波専門医・指導医、総合内科専門医、医学博士

[略歴]
- 2005 年　千葉大学医学部卒業
- 2007 年　倉敷中央病院循環器内科　シニアレジデント
- 2010 年　榊原記念病院循環器内科
- 2012 年　Cedars-Sinai Medical Center（米国）
　　　　　　循環器内科リサーチフェロー
- 2013 年　東京ベイ・浦安市川医療センター循環器内科　医長
- 2017 年　東京ベイ・浦安市川医療センター
　　　　　　心血管イメージング教育プログラムディレクター
- 2019 年〜現在　東京心臓血管・内科クリニック 院長
- 2019 年〜現在　東京ベイ・浦安市川医療センター
　　　　　　心血管イメージング教育プログラムアドバイザー
- 2019 年〜現在 一般社団法人ハートアライアンス 理事

東京心臓血管・内科クリニック（https://shinzo-kekkan.clinic/）

田端　実（たばた　みのる）

心臓血管外科専門医、医学博士、公衆衛生学修士

[略歴]
- 1999 年　東京大学医学部卒業
- 1999 年　東京大学医学部附属病院 一般外科研修
- 2003 年　新東京病院 心臓血管外科レジデント
- 2004 年　Brigham and Women's Hospital 心臓外科フェロー
- 2007 年　ハーバード大学公衆衛生大学院卒業
- 2007 年　Columbia University Medical Center
　　　　　心臓胸部外科インストラクター
- 2008 年　OLV clinic（ベルギー）　低侵襲心臓手術フェロー
- 2009 年　榊原記念病院心臓血管外科 スタッフ外科医
- 2012 年〜 現在　慶應義塾大学医学部 非常勤講師
- 2012 年〜 現在　杏林大学医学部 非常勤講師
- 2013 年〜 現在　東京ベイ・浦安市川医療センター心臓血管外科 部長
- 2013 年〜 現在　榊原サピアタワークリニック 非常勤顧問
- 2015 年〜 現在　東京慈恵会医科大学 非常勤講師
- 2016 年〜 現在　聖マリアンナ医科大学 非常勤講師
- 2019 年〜 現在　虎の門病院循環器センター外科 特任部長
- 2019 年〜 現在　札幌心臓血管クリニック 特別顧問
- 2019 年〜 現在　一般社団法人ハートアライアンス 代表理事

「心臓弁膜症」と言われたら読む本　　　　　　　　　　　　　Ⓒ
〜心エコー検査とハートチームを知っていますか?〜

発　行　2021 年 2 月 5 日　1 版 1 刷

著　者　柴　山　謙　太　郎

　　　　田　端　　　実

発行者　株式会社　中外医学社
　　　　代表取締役　青　木　　　滋
　　　　〒 162-0805　東京都新宿区矢来町 62
　　　　電　話　（03）3268-2701（代）
　　　　振替口座　00190-1-98814 番

印刷・製本／横山印刷㈱　　　　　　　　　　　〈KS・KN〉
ISBN978-4-498-13664-9　　　　　　　　　　Printed in Japan